Maria Köllner

Quand l'intestin va, tout va !

Un guide créatif
pour des intestins
en bonne santé

W0046862

l

Maria Köllner

Quand l'intestin va, tout va !

Un guide créatif pour des intestins en bonne santé

Traduit de l'allemand par Marie-Anne Tattevin

Éditions Médicis

Avertissement

Tous les conseils et les informations contenus dans ce livre sont le fruit de recherches effectuées avec soin par l'auteure, mais ils ne peuvent nullement remplacer l'avis d'un médecin, surtout en cas de pathologie déclarée. Ils sont donnés ici à titre indicatif, sans aucune garantie. De même, l'auteure et l'éditeur déclinent toute responsabilité en cas de dommages matériels, corporels ou financiers liés au contenu de ce livre.

Titre original : Darm o.k. – alles o.k.
© Verlag Via Nova - Alte Landstr. 12 - 36100 Petersberg

Pour la traduction française :
© Éditions Médicis, 2016
19, rue Saint-Séverin 75005 Paris
ISBN : 978-2-85327-628-3
contact@editions-medicis.fr
www.dervy-medicis.fr

Sommaire

Préface

Quand l'intestin nous parle…

Tel pourrait être le titre de ce livre, car son auteure, une journaliste expérimentée, donne la parole à notre intestin, un organe important de notre corps.

Et c'est lui qui nous guide d'une façon agréable et ludique vers une meilleure santé, sans tomber dans le jargon médical. L'intestin nous explique quelles missions il doit accomplir chaque jour et ce qui est important pour son bien-être et le nôtre.

Se masser le ventre en douceur favorise la digestion, et se nourrir correctement est essentiel, tels sont ses deux principaux messages. Le massage du ventre est décrit en détail et son fonctionnement démontré, il ne reste plus qu'à le mettre en pratique, tout comme les conseils en matière d'alimentation, très concrets et pragmatiques.

Toutefois, ne vous attendez-pas à des suggestions de menus, ni à des recettes de cuisine, pas plus qu'à des recommandations de régime, car tout cela sortirait du cadre de ce guide. Il ne s'agit pas d'un livre de cuisine.

Il s'agit plutôt de nous présenter l'intérêt des herbes aromatiques, des huiles, des acides gras et des épices, leur influence sur la digestion, le bien-être et la vitalité. Il n'est pas nécessaire de suivre tous les conseils de ce guide : un léger changement du style de vie peut déjà faire des miracles. Les informations et suggestions présentées dans ce livre ont été largement vérifiées ou reposent sur l'expérience personnelle de l'auteure.

Ce livre est à recommander à tous ceux qui souhaitent apprendre rapidement, simplement et avec plaisir, comment agir pour le bien de leur corps.

Prof. Dr. Peter Axt
Spécialiste de la santé et auteur de bestsellers

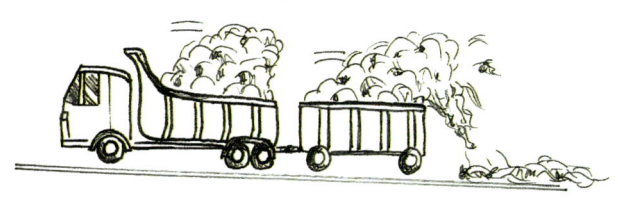

Introduction

Comment j'ai fait la connaissance de Freddy Gère

Il y a un peu plus d'un an, j'ai fait la rencontre la plus intéressante de ma carrière de journaliste. Cette rencontre a changé ma vie de façon radicale, comme vous allez le voir.

Oui, bien sûr, ce type n'est pas vraiment canon, mais il ne faut pas se fier à l'aspect extérieur. Il est simplement génial, hyper intelligent, travailleur comme une abeille, sensible et délicat, pas rancunier pour deux sous, une vraie force de la nature doublée d'un magicien.

Le monde entier aujourd'hui ne parle que de lui et du rôle si important qu'il joue dans notre santé, notre bonne humeur, etc. J'ai voulu en savoir plus et je me suis mise en quête d'informations. Mais il n'est pas facile d'obtenir une interview, ce n'est pas si simple…

Il faut se donner la peine de le découvrir, interroger des gens qui le connaissent ou qui l'étudient au quotidien.

Tous mes efforts ont fini par payer, nous sommes maintenant de vrais amis, Freddy Gère et moi-même, et il a largement contribué à cet ouvrage.

Comme son bien-être dépend étroitement de ce que nous attendons de lui, ce livre se penche largement sur notre alimentation.

En effet, ce que Freddy Gère doit transformer tout au long de son existence équivaut au chargement d'un camion.

Freddy Gère peut ronronner comme un chat

Pour beaucoup de gens, les bienfaits d'un massage doux du ventre sont flagrants. Si vous essayez, vous pourrez non seulement le ressentir, mais même l'entendre. En effet, Freddy Gère peut se mettre à ronronner comme un chat, roucouler comme un pigeon ou gargouiller comme une petite source.

Quoi qu'il en soit, il réagit avec une grande sensibilité et le manifeste. Il se sent mieux et cela se traduit par un ventre plus plat. Le sentiment d'être unifié, l'harmonie qui émane de notre organisme sont des cadeaux qui nous permettent de rayonner. «Encore, encore», nous susurre Freddy Gère.

Tout le monde aime bien manger

Oui, mais qu'est-ce qui est bon, et qu'est-ce qui est mauvais ?

Oui, mais qu'est-ce qui est bon, et qu'est-ce qui est mauvais ?

Comme tout le monde, j'aime bien manger. Mais avant de faire la connaissance de Freddy Gère, mon plaisir à table était troublé. Cela pouvait aller jusqu'à la peur au moment de déguster une belle tartine de pain complet – avec du camembert – et je regardais autour de moi, perturbée. Sain ou malsain ? Impossible de croquer un carré de chocolat sans avoir mauvaise conscience.

Les plaisirs innocents de la table étaient pollués par des visions cauchemardesques véhiculées par les médias : tout y est accusé de nous rendre malade, même le pain et le lait.

Freddy Gère, avec sa sagesse naturelle plurimillénaire sur ce qui est bon pour lui, et donc pour nous, m'a aidée à résoudre ce dilemme.

Depuis que j'en sais plus sur l'influence de notre «pain quotidien» sur notre digestion, et que j'ai modifié mon alimentation en conséquence, j'ai retrouvé le goût de manger. Et je me sens vraiment bien, j'ai retrouvé ma vitalité, ma bonne humeur, et je garde mon poids idéal sans jamais me priver. On dit même que j'ai l'air plus jeune que je ne le suis en vrai !

Les miracles de l'intestin

Après la révolution sexuelle des années 1960, nous pouvons aujourd'hui parler sans fausse pudeur des miracles de l'intestin. Le travail caché de cet organe largement sous-estimé intéresse de plus en plus de personnes, qui veulent savoir ce qui se passe en nous en profondeur, comment tout cela est relié, ou, plus précisément :

« Comment fonctionne notre corps, ce merveilleux mécanisme, et quel rôle joue l'intestin dans tout cela ? »

Cet organe si important détermine en grande partie :

- Si nous nous sentons fort comme un Turc ou plutôt faiblard,
- Si nous sommes immunisé contre virus et bactéries ou si nous « chopons » le moindre rhume,
- Si nous sommes de bonne humeur ou souvent mal luné,
- Si nous vivons longtemps en bonne santé ou si nous tombons malade et mourons prématurément.

Il est donc important que Freddy Gère soit bien traité, et ce tout au long de notre vie.

En effet, nous ne nourrissons pas nos chats avec de la nourriture pour poissons rouges et nous n'arrosons pas nos fleurs avec de l'huile de vidange !

Communiquer avec ses intestins

N'oublions pas que notre corps dispose d'une armée défensive géniale

Chacun devrait écouter ses entrailles, son Freddy Gère, trouver son propre chemin et faire sa BA chaque jour en se massant le ventre en douceur. Il faut juste disposer d'un peu de calme et de ses deux mains, cela suffit.

C'est un peu comme communiquer avec soi-même, sans téléphone portable et de façon beaucoup plus intime. Mon intestin et moi-même avons trouvé notre mode de communication. En général, je l'écoute, car il sait mieux que moi ce qui est bon pour tous les deux. Parfois, je n'écoute pas ses conseils, je fais des écarts.

Mais ce ne sont que les exceptions qui confirment la règle.

En effet, notre système immunitaire est conçu pour gérer les problèmes. Comme le disait Sébastien, mon vétérinaire, en soignant le poney Momo :

« Même les parasites, comme les vers, et les facteurs nuisibles, comme les rayonnements, font partie de la vie, pour les animaux comme pour les hommes. Il ne faut pas oublier que notre corps dispose d'une armée défensive géniale. Il faut bien qu'elle ait à faire de temps en temps. » À nous de savoir comment la renforcer en permanence !

Quand on veut, on peut !

Une bonne nouvelle : on peut se nourrir sainement au XXIe siècle, sans tomber dans les extrêmes des régimes paléolithique, végétalien, frugivore, crudivore, ou que sais-je encore. L'idée est simplement de manger sainement, avec plaisir et sans se priver.

On peut aussi vivre heureux, longtemps et en bonne santé !

On voit aujourd'hui de nombreuses personnes âgées qui ont la pêche et savent profiter de la vie avec optimisme. Au lieu de passer le reste de leurs jours dans les salles d'attente des médecins, elles font du vélo, de l'équitation, de la randonnée ou des voyages dans les plus belles contrées de la terre.

> **Formule magique pour le bonheur et le bien-être :**
> Vivre en conscience ! Avec une bonne dose d'attention et d'humour, ce qui est à la portée de tous, que l'on ait 9 ans, 19, 29, 39... ou 90 ans !

Y'a qu'à vouloir !

« Y'a qu'à vouloir ! » disait récemment Herta Meyer, la doyenne de la Ruhr, qui fêtait ses 103 ans, au journaliste qui lui demandait comment elle fait pour être toujours autonome dans cette vie.

Le premier pas

Commencer dès aujourd'hui à se masser le ventre en douceur, peu avant de s'endormir. C'est un jeu d'enfant, génial pour le ventre, qui permet de relier le corps, l'esprit et l'âme.

Deuxième étape

En ce qui concerne l'alimentation et le mode de vie, cesser de suivre n'importe quel conseil.
Ne pas faire le moindre régime, pas le moindre !
S'informer correctement sur le sujet !

La plupart des études scientifiques qui paraissent dans les revues à fort facteur d'impact fournissent des informations fiables.

Le **facteur d'impact** est un calcul qui estime indirectement la visibilité d'une revue scientifique. Des revues comme *Nature* et *Science*, mais aussi *The Lancet* et *New England Journal of Medecine* ont un facteur d'impact élevé.

Troisièmement

Retour aux sources.

Revenir à la sagesse des anciens, comme par exemple sainte Hildegarde de Bingen et d'autres guérisseurs traditionnels, que ce soit d'Égypte ou de Chine, des monastères ou du peuple.

Votre pharmacie : la nature avec ses merveilleuses plantes médicinales. Aucun produit issu d'un laboratoire ne possède ce potentiel naturel.

Et enfin

Revenir aux habitudes alimentaires et au mode de vie de nos grands-parents et arrière-grands-parents est un progrès intelligent vers le bien-être. Freddy Gère nous sera très reconnaissant si nous ramenons un peu de cohérence dans notre façon de manger et cessons de faire des expériences hasardeuses à tout bout de champ !

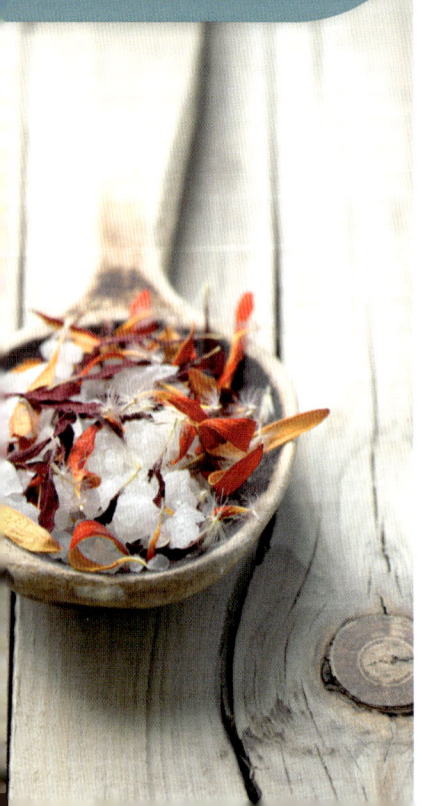

Freddy Gère nous montre comment ça marche

Personne ne sait mieux que cet organe intelligent ce qui est bon pour l'intestin et ce qui ne n'est pas. C'est pourquoi nous laissons Freddy Gère, notre personnage symbolique, s'exprimer.

Freddy et ses collègues sont des créatures géniales. Depuis que l'homme existe, Freddy a été reproduit en série plus de 108 milliards de fois.

Cela correspond au nombre d'êtres humains qui ont vécu et vivent aujourd'hui sur cette terre. À ce jour, l'intestin a parfaitement réussi sa mission qui consiste à alimenter l'organisme humain, le conserver et le protéger. Son savoir-faire est insurpassable.

> *Freddy Gère nous le dit:*
> *« Chaque être humain est*
> *merveilleux et unique. »*

Il trouve son propre chemin avec joie de vivre et bonne santé lorsqu'il écoute «ses tripes», qu'il reste ouvert à la sagesse des anciens et au savoir des nouveaux. Lorsqu'il fait confiance à la nature qui fournit tout ce qui est important pour la vie et qu'il accepte avec gratitude ces merveilleux cadeaux.

1

Bonjour, je suis Freddy Gère

(mais vous pouvez m'appeler Freddy)

Je vis et travaille en Allemagne du Nord. Cela tombe bien, car l'auteure de ce livre vit dans la même région, alors je l'aide en qualité de coauteur et conseiller pour rédiger ce guide. J'appartiens à Jari, un coach de santé de 28 ans, qui vit à Buchholz dans la lande de Lüneburg, près de Hambourg.

Quand je me sens bien, Jari va super bien. Comme il est en action du matin au soir, nous conjuguons nos efforts pour rester en forme.
En Allemagne, on m'appelle *Fiete Darm*, mais si j'étais né en Chine, je m'appellerais peut-être *Li Chi cha'ngzi*, en Islande *Bjarni Garnir*, ou à Hawaï *Nalu rip*.

Huit milliards d'intestins qui travaillent nuit et jour

Nous sommes environ huit milliards d'intestins humains dans le monde, et nous avons tous à peu près le même aspect, c'est dire que nous ne sommes pas des beautés. Tu as sûrement déjà vu des photos et des images nous représentant.

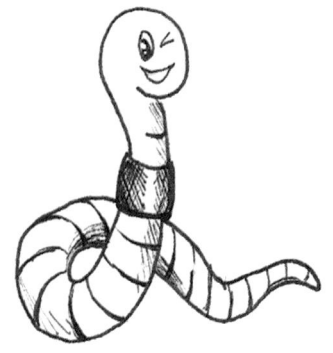

Deux super talents

Nous ressemblons un peu à un gigantesque ver de terre, ou plutôt à deux vers de terre, car il faut distinguer l'intestin grêle et le gros intestin.

Les vers de terre mènent aussi une vie secrète sous la terre, comme nous au creux des ventres. Nous avons également d'autres points communs, le ver de terre *Lumbricus terrestris* et l'intestin *Intestinum* : nous sommes de véritables bêtes de travail polyvalentes. Mais si le ver de terre se repose en hiver, moi je bosse en toute saison.

Aussi indispensable que le lombric pour la vie du sol, je suis formidable pour le corps et parfaitement polyvalent.

Que je me niche dans le ventre plat d'un athlète, le petit bidon d'un bébé, les bourrelets d'une grosse bedaine ou un ventre de rêve, que la peau qui me recouvre soit rose, jaune ou noire, quel que soit le continent où j'habite : à part le volume et le poids, il n'y a aucune différence, je fais toujours le même boulot. Tous les intestins ont pour mission de transformer la nourriture en énergie, toute la vie durant, jour après jour, voire la nuit, selon les horaires des repas de leurs propriétaires.
Les intestins américains ont fort à faire avec les quantités de *fastfood*, tandis que les collègues des moines tibétains sont vernis, avec une tâche bien plus légère.

En France, nous sommes à peu près entre les deux, bien que les choses aient beaucoup changé depuis 50 ans, avec l'évolution de l'alimentation et du mode de vie, qui n'a pas du tout facilité notre vie.

C'est pourquoi de plus en plus d'intestins tombent malades, avec les autres organes. Lorsque nous faiblissons, beaucoup de choses en pâtissent, en particulier le système immunitaire. Il faut que cela change !

C'est pourquoi je me décide à m'exprimer ici.

Écoute-moi, s'il-te-plaît !

Mon propos n'est pas de te dicter tout ce que tu dois ou ne dois pas faire. Au contraire, je voudrais t'inviter à des transformations naturelles très agréables, pour que tu vives longtemps et en pleine forme. Quand tu sauras par exemple pourquoi les bonnes huiles végétales sont le lubrifiant idéal de tout l'organisme, le persil prévient le cancer et le fait de marcher avec entrain permet de rester jeune, alors tu sauras que prendre soin de sa santé est en fait ce qu'il y a de plus naturel. Cela fait partie de la vie. Tu adopteras automatiquement de nouvelles habitudes et quitteras les vieux schémas de comportement qui ne sont pas bons pour toi.

Et si tu as des problèmes de santé, nous pouvons ensemble remédier rapidement à la situation. Mes suggestions devraient te faire plaisir, comme celle de te masser le ventre en douceur chaque jour, ce qui a des effets géniaux.

Caresse-moi, s'il-te-plaît !

Comme tous les êtres vivants sensibles, j'apprécie beaucoup qu'on me cajole, qu'on soit bon avec moi et qu'on me caresse régulièrement.

Comment ? Comment ? On ne peut bien sûr me caresser et me masser avec les mains que de l'extérieur. Entre le monde extérieur et moi, il y a en général une mince paroi ventrale, avec le péritoine, etc., et parfois une couche de graisse. Mais cela ne m'empêche pas de tout sentir et le massage régulier peut faire diminuer cet amas graisseux.

La tête et le ventre étant reliés entre eux par des trajets nerveux extrêmement fins, ce massage doux du ventre bénéficie à tout le corps, et même à ton esprit...

Quand on prend le temps de caresser et masser son ventre, ne serait-ce que dix minutes par jour, on peut faire des miracles. La digestion se régule, la taille et le ventre s'affinent et on peut gagner deux centimètres de tour de taille !

Et, au passage, tu peux sentir que nous ne faisons qu'un ! Tu me traites de plus en plus avec amour, tu évites les repas indigestes, tu cesses de te remplir l'estomac sans y penser, de me faire travailler vingt-quatre heures sur vingt-quatre ou d'abuser d'alcool. Tu découvres de nouveaux délices nutritifs naturels, tu adaptes progressivement ton style de vie, trouves le mode alimentaire qui te convient le mieux et tu deviens de plus en plus fort !

Un avenir réjouissant

Ensemble, nous pouvons déplacer des montagnes tout en chantant ou sifflotant gaiement. Nous passons du bon temps tous les deux, nous abordons les aléas de la vie avec bonne humeur et légèreté, qu'il pleuve ou qu'il vente, qu'on soit dimanche ou lundi. Nous surmontons les crises et nous vieillissons en pleine santé. De merveilleuses perspectives, alors, tu veux essayer ?

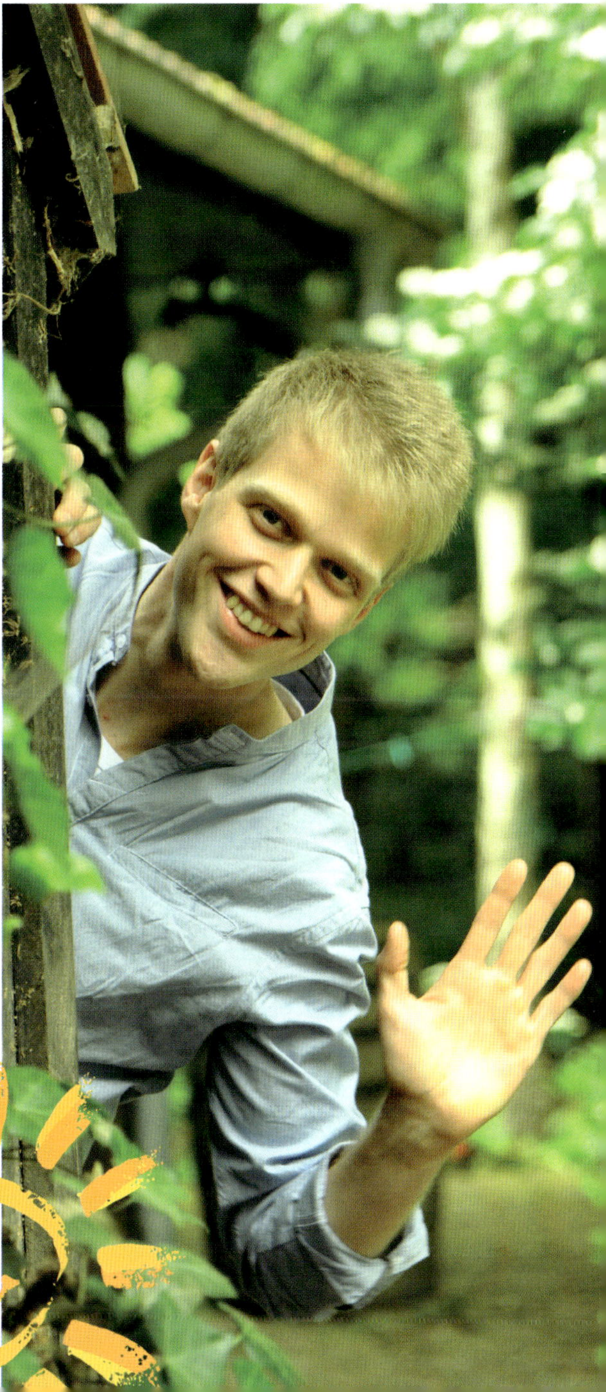

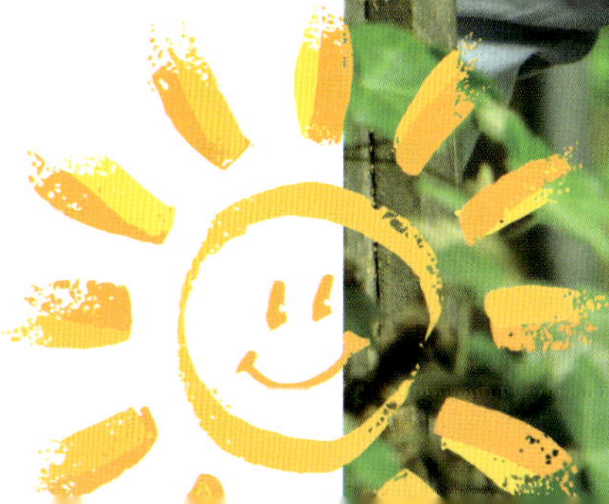

2

Abracadabra :
Freddy est un magicien,
ou les miracles
de la digestion

Tu aimes bien manger, souvent et beaucoup. Et un peu n'importe quoi. C'est ce que je veux dire quand je te suggère de trouver le mode alimentaire qui te convient le mieux. Souvent, tu me remplis à l'excès. Tu aimes cela, et manger et boire permettent de réunir le corps et l'esprit. De plus, la gastronomie est un élément essentiel dans notre culture, comme un délicieux dîner aux chandelles en amoureux. Au long de ta vie, tu ingurgites des quantités impressionnantes, presque inconcevables. En 70 ans, un être humain peut absorber entre 20 et 50 tonnes de nourriture ! Cette montagne de nourriture pourrait remplir un camion de quarante tonnes avec sa remorque. Quant à moi, je dois digérer tout cela, et les autres intestins sont logés à la même enseigne.

Ce qui reste à la fin, après 24 heures de digestion environ, ne représente plus que 100 kg par an de résidus.

De tous les organes de ton corps, je suis le champion de la magie, et, qui plus est, je suis un artiste de la transformation.

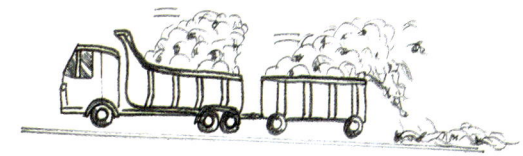

Tu as déjà vu cela au cirque :

Le magicien fait disparaître un lapin ou un pigeon dans son chapeau, et « abracadabri, abracadabra », il en ressort un bouquet de fleurs ! Le public est toujours stupéfié ! Ma magie à moi n'est pas un truc, mais elle tient plutôt du miracle, et répété chaque jour. Seulement, tu n'en es pas conscient.

Sans moi, rien ne va

Je transforme les mets et les boissons de toutes sortes en énergie. Sans mon travail, rien ne va : pas plus le soulèvement léger d'une paupière que le déplacement de poids et altères !

L'art de la transformation

T'es-tu déjà demandé comment il se fait qu'une salade verte avec des tomates rouges et du poivron jaune absorbée au déjeuner donne le même résultat final, après environ 24 heures, qu'une assiette de spaghettis dorés à la sauce bolognaise ?

Tu serais étonné si tu savais
tout ce qui s'est passé entre-temps.

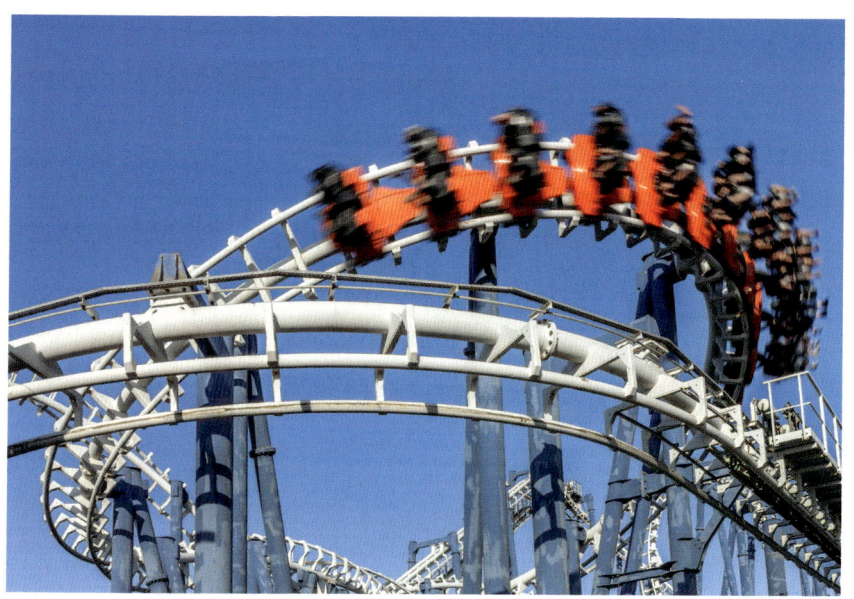

Les montagnes russes dans l'organisme

Et c'est parti ! Ce qui va se passer maintenant est incomparable !
La première bouchée est comme le wagon des montagnes
russes qui est lancé en premier.

Dès que tu as avalé, je prends les commandes et lance tous les
processus biochimiques qui suivent. Il s'agit tout d'abord de
fractionner les aliments, puis de les décomposer : transformer,
classer, trier les toxines, distribuer les nutriments et, pour finir,
évacuer les déchets.

Bien sûr, je dispose d'auxiliaires avec qui nous travaillons en
équipe : ce sont la bile, le foie et le pancréas. Ce dernier a pour
mission de produire les enzymes chargées de décomposer les
protides, les glucides (hydrates de carbone) et les lipides.

Comment se déroule la digestion

La bouche, où la digestion commence avec la première bouchée, est la porte de notre intérieur. C'est en soi un chef d'œuvre, aux talents illimités. Elle nous communique le goût et se charge de la première transformation des aliments. Mais elle peut aussi sourire et donner des baisers…
Les dents fractionnent les aliments.
Les glandes sublinguales, sous-mandibulaires et parotides produisent des enzymes. Lorsque nous mâchons, les molécules d'amidon des hydrates de carbone sont « débitées » en molécules de glucose.
La langue pousse les aliments mâchés dans la gorge. Les aliments écrasés et insalivés descendent ensuite dans l'œsophage grâce au réflexe de déglutition.
Les muscles de l'œsophage font descendre le bol alimentaire jusqu'à l'**estomac**, dont l'entrée est gardée par le **cardia**. Ce dernier contrôle les aliments à l'entrée de l'estomac et doit également éviter les remontées de sucs digestifs acides dans l'œsophage.
Dans l'**estomac**, les protéines sont digérées par l'acide chlorhydrique et la pepsine. Les enzymes commencent à décomposer les protides et les lipides. Les bactéries pathogènes qui ont été ingérées avec la nourriture peuvent être rendues inoffensives par les enzymes et l'acide chlorhydrique.
Ensuite, le bol alimentaire est délivré par petites fractions dans **l'intestin grêle**.
Ce dernier, qui serpente dans le corps sur environ six mètres avant de déboucher dans le gros intestin, assume la majeure partie de la digestion. Il sépare les nutriments des déchets. La bile se charge de la digestion des lipides ; elle est produite par le foie et stockée dans la vésicule biliaire.
Le bol alimentaire est alors décomposé en molécules nutritives : les protides en acides aminés, les lipides en acides gras et glycérine et les glucides en glucose.
Les millions de villosités intestinales absorbent les nutriments, les vitamines et les minéraux et les transmettent aux vaisseaux sanguins.
Le **gros intestin**, qui ne mesure qu'un mètre cinquante, assume le reste du travail à l'aide de ses milliards de bactéries intestinales. Il doit également extraire du bol alimentaire l'eau et les sels, qu'il restitue à l'organisme avant d'assurer l'expulsion des selles.

Intestin grêle et gros intestin ne sont pas des imbéciles !

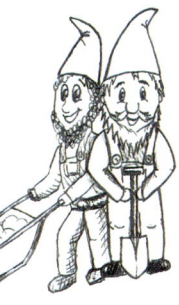

Je ne comprends pas pourquoi les noms scientifiques de ces organes sont si peu flatteurs : cela commence par les glandes salivaires et se termine par les glandes anales. Et le duodénum digitorum, douze doigts, qui a déjà vu une main avec six doigts ?

Et pour les bactéries, ces petits lutins super chouettes qui font tout ce travail dans l'intestin, pourquoi faut-il toujours penser à mal quand on entend ce mot ?

Et l'appendice iléo-caecal ou vermiculaire, ce n'est pas vraiment un joli nom pour cette réserve protégée de « bactéries amies ».

Et le rectum, dont le nom latin signifie « droit », alors que tout le monde sait qu'il est courbe chez l'être humain.

Intestin grêle et gros intestin, comme si le premier était chétif et l'autre obèse ! Ils sont tout simplement adaptés au travail qui leur est demandé !

Et le péritoine, en voilà un drôle de nom ! Son étymologie évoque une peau tendue autour des organes, tandis qu'en allemand, il s'appelle « la fourrure du ventre » !

Seule la flore intestinale porte un joli nom qui évoque le monde végétal et sa multitude de fleurs variées.

Trouve aussi un nom !

Comme l'intestin de Jari qui a reçu un nom, chacun peut trouver un petit nom pour appeler son intestin. Cela aide à créer du lien.

3

« Caresse-moi ! » Comment se masser le ventre en douceur

Comme tous les intestins, je suis un être extrêmement sensible, travailleur, responsable et qui a terriblement besoin d'amour. Alors, n'hésite-pas à me caresser régulièrement.

Une technique très ancienne

Le massage du ventre est aussi vieux que l'humanité. De tout temps, les hommes se sont frotté le ventre, parfois en utilisant des herbes médicinales, ou simplement la chaleur, pour favoriser la digestion après un repas trop copieux.

Mais les hommes sont devenus étranges ! Vous avez des réticences à vous toucher le ventre. Heureusement que les choses sont en train de changer.

Se masser le ventre en douceur fait des merveilles, il n'y a nul besoin de suivre un séminaire ni d'être thérapeute pour le faire.

Une pratique qui aide à prévenir de nombreuses pathologies

Le docteur Renate Collier (1919-2003) a mis en évidence, par de nombreuses études scientifiques, que le fait de se masser le ventre en douceur est efficace pour « désacidifier l'organisme », et donc pour prévenir de nombreuses pathologies.

En prévention de nombreuses maladies

Le docteur Xaver Mayr fait l'éloge du massage manuel du ventre

Selon le docteur Franz Xaver Mayr, le « massage manuel du ventre » stimule l'activité de l'intestin, l'absorption des nutriments, la circulation du sang et l'élimination des déchets au niveau intestinal. Après un court traitement, on peut mesurer la diminution du volume du ventre et un regain de souplesse et mobilité en ce qui concerne le diaphragme.

Les liquides sanguins et lymphatiques qui s'accumulent dans les zones malades et enflammées sont remis en circulation par ce massage, et remplacés par du sang oxygéné ou de la lymphe fraîche. Les phénomènes inflammatoires régressent, la douleur à la pression disparaît. L'intestin travaille plus intensément, le sang est purifié, les rides s'estompent et le visage prend une expression fraîche et rose.

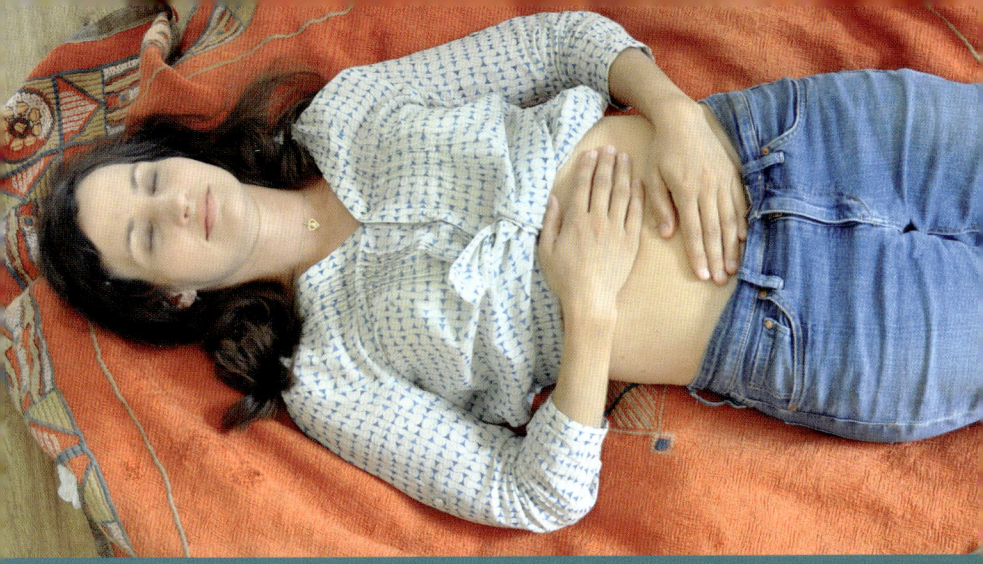

Les bienfaits d'un massage du ventre en douceur

- Un mieux-être global, plus de force et de détente, au bout de quelques jours.
- Un ventre plus plat et plus ferme : jusqu'à deux centimètres de moins en quelques semaines.
- La peau du visage et du corps se raffermit également.
- La taille devient plus marquée, les bourrelets s'estompent.
- Le système immunitaire est renforcé.
- La tête et le ventre (nos deux cerveaux) s'harmonisent, ce qui nous procure une satisfaction profonde.
- La cellulite sur les jambes et les cuisses diminue.
- La digestion se régule de façon positive.
- Les ballonnements et flatulences régressent.
- La circulation est plus fluide, les jambes plus légères.
- Différentes douleurs s'apaisent, en particulier les tensions dans le dos, la nuque ou la tête.

- Les migraines et autres céphalées peuvent se résorber progressivement.
- Les acouphènes diminuent ou disparaissent.
- Les rides diminuent, donnant au visage un aspect plus détendu et amical.
- Le stress et les soucis sont plus facilement surmontés.
- Un remède doux en cas de difficultés d'endormissement ou insomnies.
- La capacité de concentration s'améliore.
- Les hémorroïdes diminuent nettement.
- L'organisme se désacidifie.
- L'intestin est nettoyé en profondeur. Les éléments indigestes qui se sont accumulés au cours des ans dans près de 900 villosités intestinales sont délogés et éliminés.
- Des souvenirs d'enfance, les beaux, mais aussi les tristes, reviennent en mémoire et peuvent être transformés.
- La conscience de soi se modifie. En effet, le massage permet de retrouver une attitude positive envers son corps, on cesse d'être hypercritique envers soi-même.
- On vit plus consciemment, plus intensément, on retrouve un lien avec ses racines et le besoin de se nourrir de façon saine et naturelle se manifeste spontanément.

Un conseil de Freddy

Dis-le autour de toi ! *Partage avec tes amis les bienfaits du massage doux du ventre, et montre-leur comment faire.*

Vas-y donc !

Cela peut paraître compliqué de se masser le ventre en douceur, alors que c'est tellement simple. Il suffit donc de s'y mettre, sans forcer les choses. Les bénéfices se manifesteront automatiquement.

Mets-toi à l'aise

- Prends ce temps pour toi en te sentant bien et d'humeur satisfaite.
- Aère la pièce un bon coup. L'air frais, l'oxygène jouent un rôle important. Mets-toi vraiment à l'aise, sur ton lit, le canapé, une chaise longue, une couverture étendue dans le jardin, une prairie ou sur la plage. L'environnement doit être agréable et chaud.
- Prends deux coussins, ou éventuellement une couverture roulée pour surélever les genoux.
- Pose la tête sur un oreiller pas trop haut.
- Il faut avoir les pieds chauds et naturellement les mains chaudes.
- Laisse-toi le temps de rêvasser, détends-toi profondément, et tu verras qu'une respiration ventrale profonde s'installe d'elle-même.

Le premier pas est facile

Voilà, tu as déjà établi la première communication entre ton ventre et ta tête. Le diaphragme, ce muscle qui sépare la cage thoracique du ventre, commence à effectuer un massage en douceur au rythme de la respiration.

Ce mouvement ascendant et descendant du diaphragme se répercute naturellement sur les organes : vésicule biliaire, foie, pancréas, rate et intestin. Les blocages se défont, une harmonie

nouvelle s'installe. Une meilleure oxygénation favorise la production d'endorphines (hormones du bonheur).

En douceur, surtout sans violence

Ferme les yeux. Pose doucement la paume de tes mains sur le ventre nu, directement sur la peau.

Sans violence, surtout en douceur, et avec des pensées positives : « Je fais quelque chose de bon pour moi. »

Inspire et expire lentement en conscience. Les mains reposent, très légères, sur le ventre et s'adaptent aux mouvements de la respiration. Une première sensation de satisfaction se manifeste. L'ordinateur cérébral qui fonctionne toujours à 100 à l'heure s'apaise.

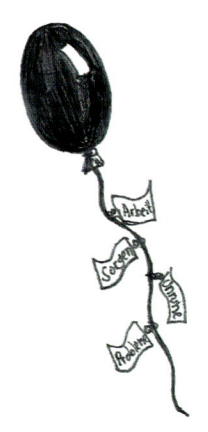

Un ballon s'élève vers le ciel

Un truc : les enfants s'amusent parfois à écrire des cartes de vœux et à les suspendre à un ballon qui est lâché dans le ciel, pour un anniversaire. Nous pouvons suspendre symboliquement nos pensées et nos réflexions à la ficelle et les laisser s'envoler. Des sentiments comme la peur ou l'impatience peuvent aussi être confiés au ballon.

Petit entraînement pour trouver la bonne technique de massage

Important, avant de commencer le massage

Les mains ne caressent pas la peau du ventre, elles la *déplacent* en douceur !

Cela permet de contacter directement, de toucher l'intestin.

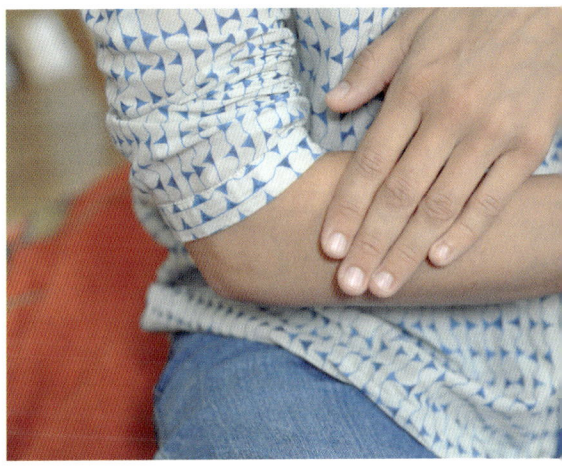

Pour comprendre ce mouvement, voici un petit exercice à faire *avant* de commencer le massage.

On pose les doigts de la main droite sur le dessus de l'avant-bras gauche et on décrit de petits cercles. Si tu entends des frottements, ce n'est pas bon. Mais si tu sens les tendons et les muscles et si tu vois la peau se plisser sur les bords de la main qui tourne, c'est juste. On peut alors essayer de faire des cercles plus grands, mais sans accélérer les mouvements. C'est cela qu'il faut reproduire sur le ventre.

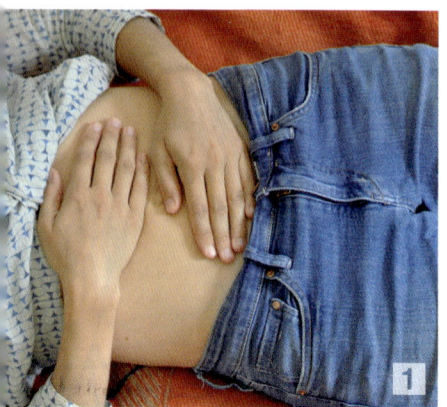

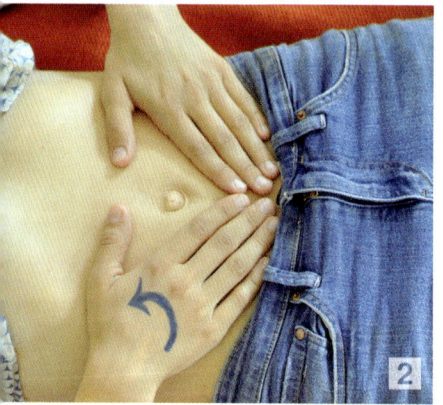

Comment se masser

1.

Les mains posées sur le ventre, faire 10 à 12 inspirations et expirations profondes. Les mains s'adaptent au mouvement du ventre et font corps avec lui.

2.

Les mains se séparent pour former un triangle autour du nombril. La main droite décrit de petits cercles en déplaçant la peau du ventre dans le sens contraire des aiguilles d'une montre (voir la flèche), en douceur, sans exercer de pression.
Cette première étape se prolonge deux à trois minutes, au goût de chacun.

Chacun son rythme

Pour commencer, on peut compter lentement dans sa tête : 21, 22, 23…
Rapidement, chacun trouve son rythme.
Important ! Le contact entre les mains et la peau est maintenu sans interruption. De l'extérieur, le mouvement est à peine perceptible, ce massage en douceur n'a rien à voir avec d'autres types de massage, dans lequel les mains pétrissent activement les tissus.

3.

Maintenant, la main droite s'immobilise et c'est la main gauche qui commence à décrire des cercles, également en direction de la tête.

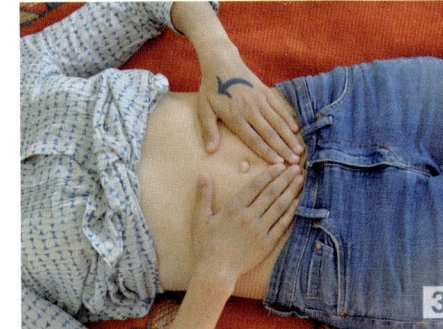

4.

Après une courte pause, où l'on prend conscience de l'immobilité, les deux mains se mettent en mouvement ensemble, l'une vers l'autre, comme un engrenage régulier.

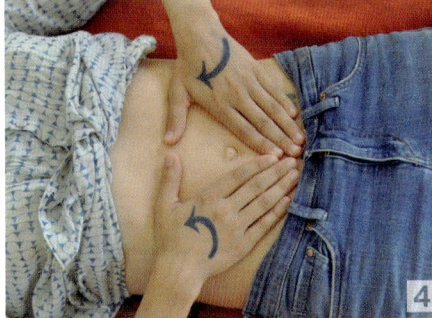

5.

Les mains changent ensuite de position tout en restant en contact avec le ventre : la main droite glisse doucement vers le haut du ventre et recommence à tourner.

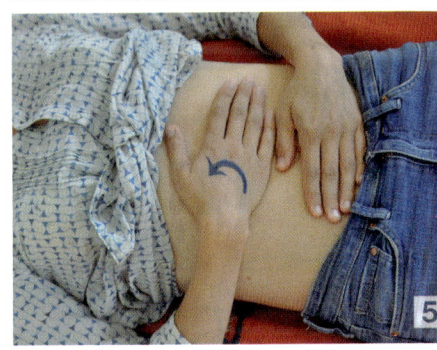

6.

Pour vous repérer : le petit doigt de la main droite est situé au-dessus du nombril, et le pouce de la main gauche au niveau du nombril, le petit doigt de la main gauche au-dessus du pubis.
La main droite se repose tandis que la main gauche décrit à son tour de petits cercles.

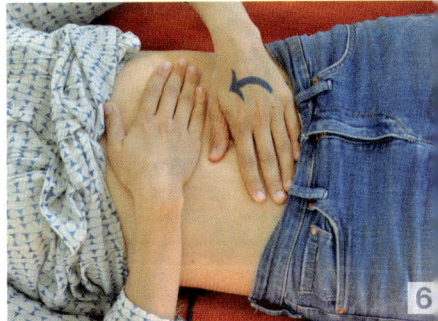

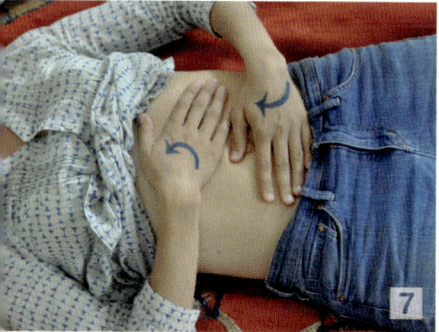

7.

Ensuite, les deux mains tournent ensemble en sens inverse, et ce, durant le temps qui est confortable pour toi. N'oublie pas de respirer profondément !

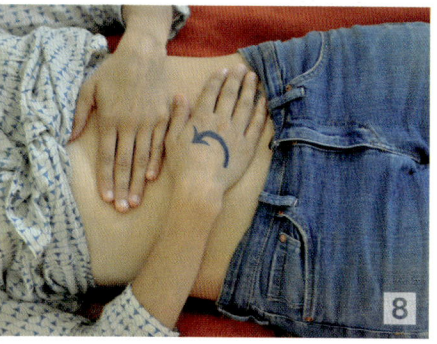

8.

Les mains échangent alors leur position, tout en restant en contact avec la peau du ventre. On ne lève pas les mains. La main droite tourne doucement.

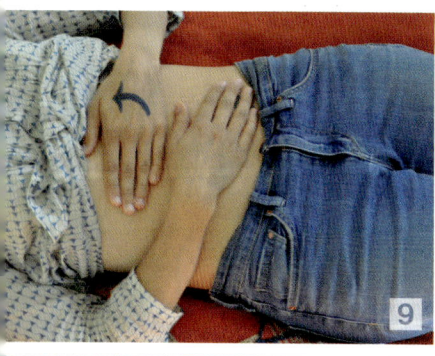

9.

Puis, c'est au tour de la main gauche de masser.

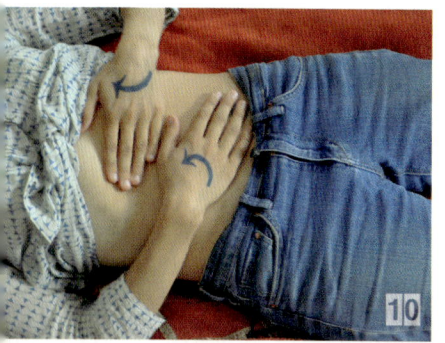

10.

Pour finir, les deux mains massent en même temps le ventre, qui est parfaitement détendu, et le mouvement diminue peu à peu.

Pour finir

Lorsque les deux mains arrêtent de tourner, elles glissent légèrement sur le côté et le bord de la main caresse le ventre avec amour vers l'avant. C'est le moment où le gros intestin profite lui-aussi du massage.

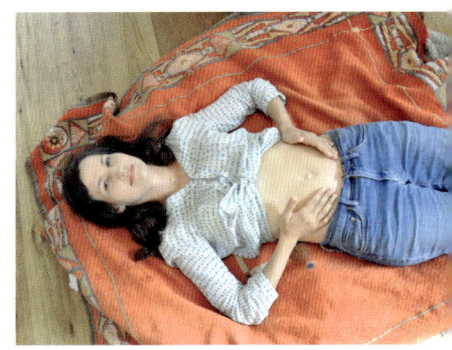

Les petits bidous aussi aiment le massage du ventre.

Presque toutes les mères caressent instinctivement le petit ventre, lorsque leur bébé souffre de spasmes et pleure. Ce massage est un bon remède contre les gaz et les crampes. Enduire éventuellement les mains chaudes avec un peu d'huile d'amande douce avant de masser le ventre par des mouvements circulaires, mais sans déplacer la peau du ventre.

On peut utiliser le bout des doigts ou toute la main. Il faut exercer une légère pression, sans mouvements brusques. En tant que parent, vous pouvez apprendre très tôt à votre enfant à se masser lui-même. Ainsi, les jeunes enfants savent comment se faire du bien au quotidien. Les enfants de tous âges apprennent facilement cette technique, grâce à laquelle ils pourront prendre soin de leur santé jusqu'à un âge avancé.

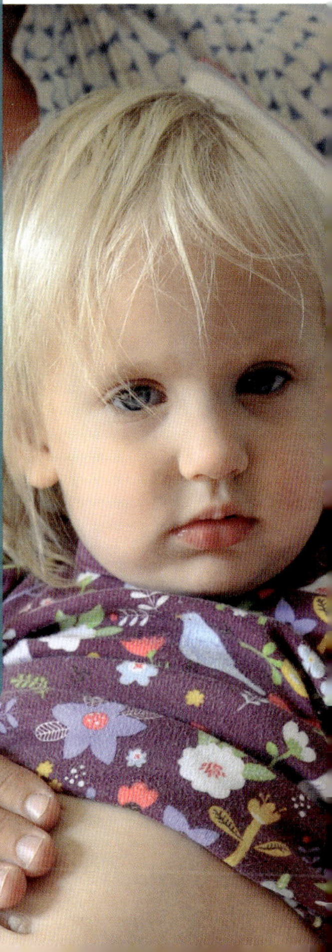

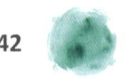

Chacun trouve son propre massage

Après le premier exercice, pour lequel les instructions peuvent vous aider, chacun trouve sa façon personnelle de masser le ventre en douceur. L'intestin sensible donne des indications sur ce qui est bon pour lui, il suffit de l'écouter.

C'est la même chose pour la durée du massage. Chacun l'adapte en harmonie avec son intestin. Et même si on s'endort pendant le massage, c'est une bonne chose, c'est signe de détente.

Le conseil de Freddy
L'important, c'est la douceur et la légèreté

Se masser le ventre en douceur est le moyen le plus effi-cace, le plus facile et le plus simple de prendre soin de son intestin et de le maintenir en bonne santé.

Si ton intestin ne va pas bien, ce massage va l'aider à se régénérer. Ce n'est pas un devoir, c'est un plaisir, un bien-fait que l'on s'offre à soi-même et dont on bénéficie immé-diatement. Dans la journée, on peut aussi poser les mains sur son ventre, de temps en temps, et sentir comment ça va à l'intérieur.

La musique adoucit les mœurs

La musique et les sons harmoniques offrent un divertissement apaisant durant le massage.

Mais, attention, cela dépend du rythme. Pour se fondre corps et âme dans un massage en douceur, éviter le rock, la pop et le heavy metal.
Même une valse risque d'impulser un rythme trop dynamique.

L'idéal est de s'accompagner par des sons répétitifs comme le « Om » tibétain, des mantras ou un air de piano très doux. Tout comme pour le sport, chacun trouve la musique qui lui convient le mieux. Plus la musique est régulière et tranquille, plus elle est bénéfique. Elle aide les mains à trouver un rythme paisible.
On peut aussi s'appuyer sur une mélodie interne pour favoriser la détente dans le massage, ou encore compter tranquillement : 21, 22, 23… et se répéter une phrase telle que « *Faire le tour de son ventre…* »

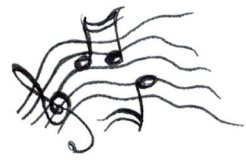

Les musiques préférées de Freddy

Bill Douglas : A *place called morning*
Ludovic Einaudi : *Primavera*
et les CD de méditation de Werner Vogel.

Le massage du ventre à l'huile

Quand on se masse le ventre, la peau doit glisser en douceur sur l'intestin, et une couche d'huile trop épaisse peut être gênante et diminuer les bienfaits du massage. On peut choisir à sa guise une huile de massage légèrement aromatisée, ou encore une huile d'amande douce ou d'argan pressée à froid, qui apportent en même temps un soin à la peau. Ou encore, se masser à sec et finir par appliquer un peu d'huile pour soigner la peau.

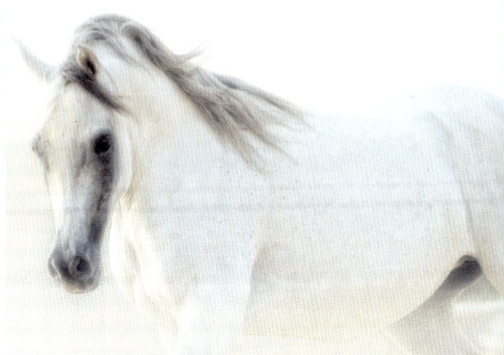

impatient, il vaut mieux qu'il ne monte pas à cheval. Ses humeurs, les bonnes comme les mauvaises, contaminent directement l'être sensible qu'est le cheval.

Et Freddy est au moins aussi sensible qu'un pur-sang, si ce n'est plus.

Sous ton nombril, même si c'est difficile à imaginer, il y a un monde merveilleux composé d'une centaine de millions de cellules nerveuses.

Surtout pas comme ça !

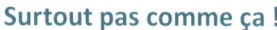

Se masser le ventre en douceur est un bienfait, et ce qui est bon doit être apprécié à sa valeur.
C'est comme pour l'équitation : lorsque le cavalier est de mauvaise humeur, stressé, irrité ou

Une bonne intention

Toujours commencer le massage avec amour et bienveillance. Ne pas vouloir forcer quoi que ce soit par des mouvements brusques, trop rapides ou trop forts. Freddy n'aime pas du tout les mains froides et crispées.

Lorsque Freddy est en plein travail de digestion, il n'apprécie pas le massage, tout au plus de légères caresses. De même, ce massage ne peut pas faire disparaître une sensation de faim.

Pour apaiser les sensations : la méditation du ventre

Connaître la tranquillité et se relier à sa profondeur.
Tu as certainement entendu parler de la méditation.
Si tu en as déjà une certaine pratique, tu connais la paix intérieure que cela procure.

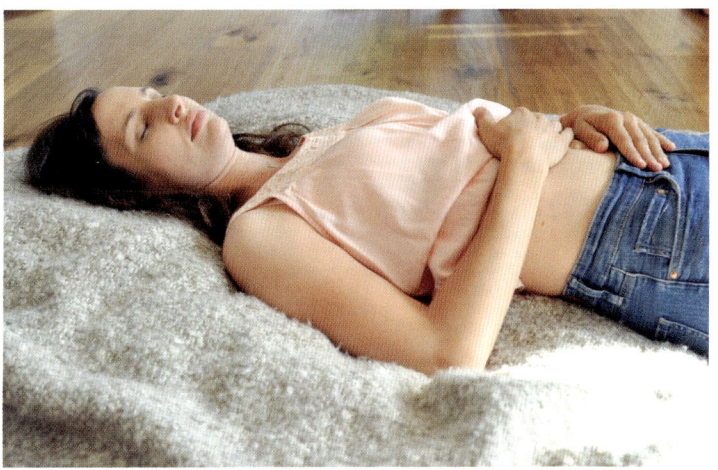

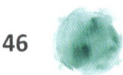

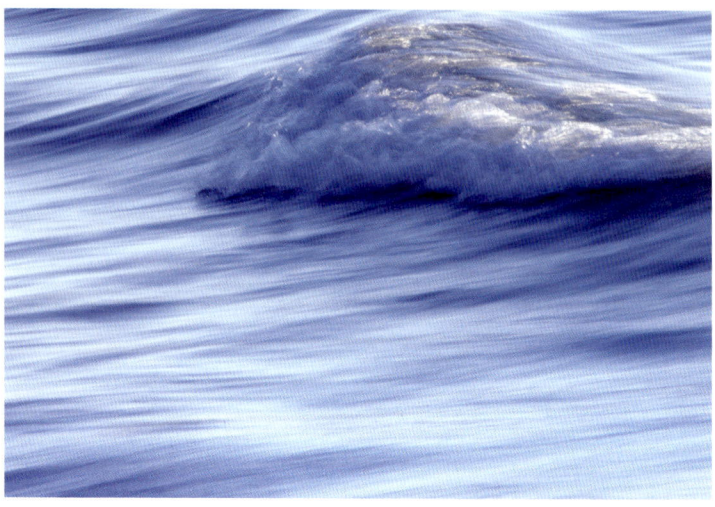

Une approche complémentaire

La méditation du ventre peut introduire ou clore le massage, dès que l'on ressent un besoin de tranquillité et de sécurité intérieure. Tu peux contacter la légèreté de ton corps et ses vibrations les plus subtiles.

C'est si facile :
Pose les deux mains ouvertes sur le ventre et laisse un sourire intérieur traverser tout ton corps.
Ta respiration devient tranquille et de plus en plus profonde.
Tu peux ensuite visiter en pensée tout ton corps, des pieds à la tête, en lâchant prise de toutes les tensions.
Peut-être verras-tu apparaître des couleurs ou des formes agréables sous tes yeux fermés. Accueille-les avec bienveillance.
Tu es en phase avec le flux de la vie, dans ton corps et ton esprit.
Tu apprécies le calme paisible qui s'installe progressivement.
Aucune pensée ne vient te déranger.

Cela fait du bien. Ce calme est plus qu'un simple repos : il est un retour aux sources.

Lorsque ton attention se relâche, tu reviens à toi par quelques respirations profondes.

Sens-toi embarqué dans l'être profond et dans un amour merveilleux, qui transforme le monde et t'entoure complètement.

Tu reconnais qui tu es réellement et qui tu aimerais être, tu prends conscience de tes forces merveilleuses et de tes talents.

Tu te sens en union avec la vie, avec la nature et avec tous les êtres que tu aimes.

Après cette escapade dans la tranquillité, tu reviens rempli d'amour et d'une énergie nouvelle. Avec quelques respirations profondes, tu reprends contact avec le moment présent.

Le conseil de Freddy

La méditation du ventre est un moyen merveilleux de se reposer et refaire le plein d'énergie. Combine le plus souvent possible le massage à cette méditation.

4

Freddy est un gourmet !

Le meilleur, rien que le meilleur

« Que ton aliment
soit ton seul médicament »

Hippocrate de Cos

C'est Hippocrate, le plus célèbre médecin de l'Antiquité, qui a formulé cette constatation géniale et intemporelle, il y a plus de 2 000 ans ! Comme il avait raison ! Car toute ta vie, et la mienne aussi, dépendent étroitement de ce que tu ingères.
Nos ancêtres devaient se nourrir de telle façon que leur organisme soit le plus fort possible dans le combat pour la survie et pour le travail physique, alors qu'aujourd'hui, nous devons décider quels sont les aliments qui sont importants pour notre bien-être et ceux que nous devons éviter, car ils nous rendent malades. Mais tout est si tentant, cela sent si bon, et tu as toujours un petit creux. Tu manges même sans faim, et ensuite, tu t'en veux et en plus, tu prends du poids.

Des millions de gens aujourd'hui sont incapables de faire la distinction entre un cadeau de mère nature et une imitation chimique. Les responsables des groupes agro-alimentaires se moquent bien de la santé des humains et de l'état de leurs intestins, ils ne pensent qu'à leurs bénéfices gigantesques.

Tu n'es pas obligé d'accepter cela !

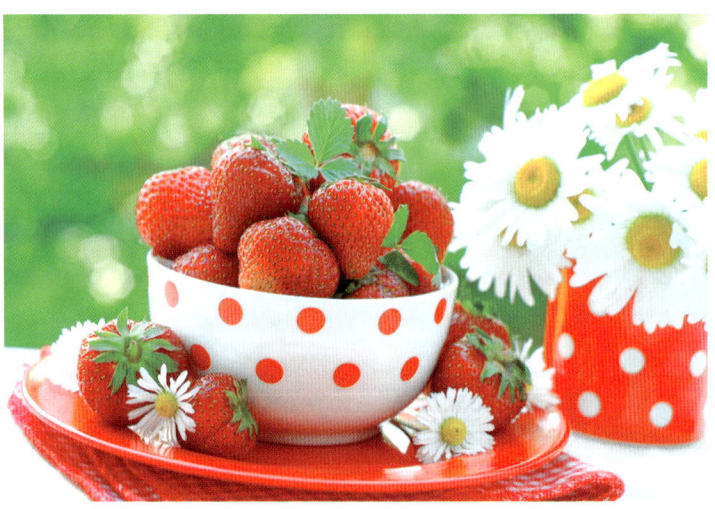

La pharmacie naturelle est internationale

Tout comme à l'époque d'Hippocrate, nous avons aujourd'hui accès à une offre impressionnante d'aliments bons pour la vie et la longévité, riches en nutriments, principes actifs et propriétés thérapeutiques, qui forment une gigantesque pharmacie naturelle. Par rapport à l'époque de nos arrière-grands-parents, cet assortiment d'aliments naturels s'est considérablement élargi grâce au commerce mondial, et nous avons désormais accès à des trésors naturels tels que baies, champignons, épices, herbes médicinales, fruits, algues, plantes, etc. Ces produits regorgent d'ingrédients qui ont contribué jusqu'à ce jour à la bonne santé des peuples primitifs. Jamais nous n'avons disposé d'autant de possibilités de nous nourrir sainement (ou, à l'inverse, de nous rendre malade par notre alimentation).

Connais-tu le shiitake ?

Avant de faire totalement confiance à des délices exotiques comme les baies de Goji, le shiitake ou les graines de chia, nous avons souvent besoin d'explications scientifiques sur le pourquoi et le comment de leurs bienfaits.

Nos ancêtres étaient tout aussi critiques quand on leur proposa pour la première fois de consommer des pommes de terre ou des bananes.

Ainsi, les premières bananes débarquées au port de Hambourg en 1892 ont reçu un accueil plutôt sceptique. Il fallut quelques années pour faire de l'Allemagne une «république bananière», avec une consommation annuelle de 14 kg de bananes par tête.

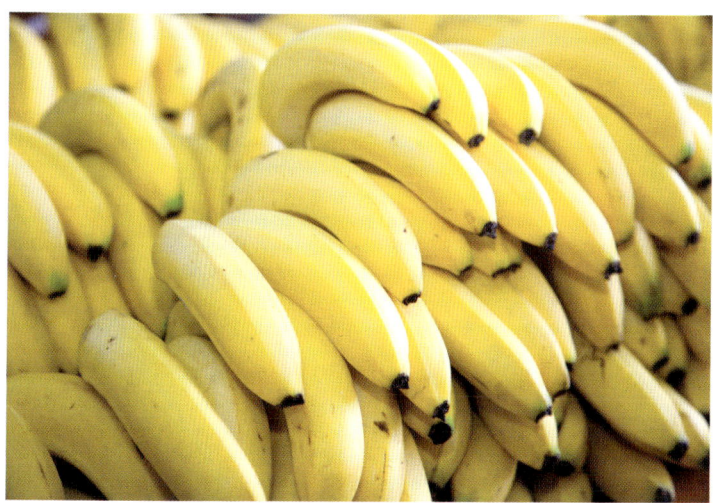

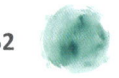
Freddy nous guide dans le labyrinthe de l'alimentation

Pourquoi ne choisis-tu pas spontanément des aliments sains, comme les flocons d'avoine, les pommes de terre, les pommes ou l'huile de lin, qui sont sûrement à la portée de ta bourse ? Comment faire pour rester simple quand on est confronté à une offre qui va du Bestfood au Functional Food, en passant par le Colour Food, le Mood Food, le Slow Food, l'Aphrodi-

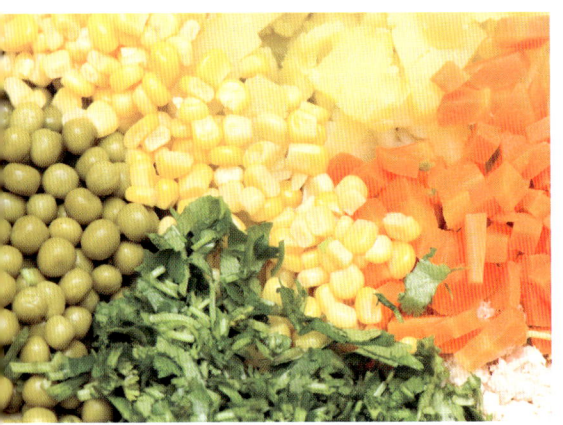

siac Food, le Bitter Food et le Fast Food ? Tu es perturbé, tu te laisses manipuler et bien-tôt, tu ne m'écoutes plus et ne fais plus cas de ton intuition. Les aliments transformés sont comme des « œuvres d'art ». Des millions d'êtres humains se laissent influencer et absorbent des produits chimiques nocifs pour leur intestin. Mais je dois vous dire que moi-même, Freddy, et les autres intestins, ne sommes pas prévus pour cela, et nous ne savons pas quoi faire de ces produits. Tout ce que tu obtiens, c'est le plai-sir de manger et un appétit qui n'est jamais vraiment rassasié.

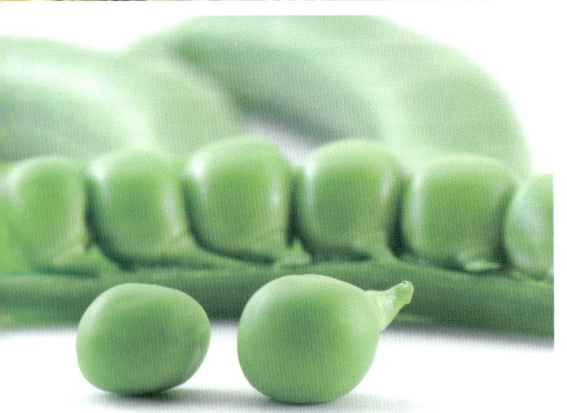

Comment manger en pleine conscience

1. Manger doit être un plaisir. Tous les sens peuvent jouer un rôle dans cette rencontre : les yeux qui perçoivent les aliments avec joie, l'odorat qui apprécie les parfums, les lèvres et la langue qui touchent les aliments et te transmettent le goût de chaque bouchée. Sais-tu, lorsque tu croques une pomme, combien de temps il a fallu au pépin de pomme pour donner naissance à un pommier et à cet arbre pour porter des fruits ?

2. Ne mange jamais pour tromper l'ennui, mais seulement lorsque tu as de l'appétit et que ton organisme a besoin de nourriture.

3. Respecte les saisons lorsque tu composes tes menus. Les cerises mûrissent idéalement au soleil de l'été, pas en plein hiver. Le chou vert supporte bien le gel. Les produits naturels ont une saveur inégalable.

4. Bois plutôt entre les repas et non pendant. Après le repas, un expresso favorise la digestion.

5. Vide ta bouche avant de parler ou apprécie de temps en temps un repas en silence.

6. Prends l'habitude de manger régulièrement. Je suis ravi de pouvoir travailler à heures fixes. Cela évite les fringales qui font que tu grignotes n'importe quoi.

7. Entre deux repas, respecte si possible une pause de quatre heures.

8. Passé 18 heures, je ne veux plus de repas lourd à digérer. Je n'aime pas travailler de nuit, cela nuit à ton sommeil.

9. Arrête de manger à temps. Ne continue pas lorsque tu es rassasié. Un truc : utilise plutôt une assiette de petite taille. Ainsi, ton repas te semble plus copieux. Sur une assiette géante, les aliments semblent perdus et on a tendance à en mettre plus.

10. Prends le temps de manger et ne fais rien d'autre en même temps. Marcher lorsque tu manges, cela ne va pas, pas plus qu'en conduisant une voiture, regardant la télé, téléphonant, étant devant l'ordinateur ou lisant. Ces mauvaises habitudes te rendent nerveux.

Petite leçon de diététique
Que mangeons-nous habituellement ?

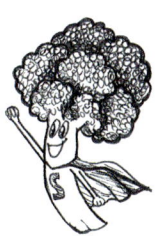

Qu'est-ce que la Superfood ?

C'est un nouveau concept d'alimentation, qu'on appelle aussi Power Food. Ce terme désigne les fruits, légumes, herbes aromatiques, noix, etc. qui sont particulièrement riches en vitamines, minéraux, flavonoïdes, fibres et acides aminés. Ces aliments renforcent ton système immunitaire et nourrissent tout l'organisme avec des substances qui protègent tes cellules.

En réalité, la Superfood est une alimentation « normale ». Seulement, l'homme moderne l'a de plus en plus exclue de son quotidien, pour se nourrir de sandwiches à la charcuterie et au fromage, de nouilles, de viande, de poissons panés, de yaourts aux fruits, etc.

À quoi reconnaît-on la Superfood :

- Aliments riches en nutriments, principes actifs et substances vitales
- Produits naturels, voire plantes sauvages telles que pissenlit, ortie ou ail des ours.
- Ces produits peuvent avoir des pouvoirs thérapeutiques, comme le persil, le brocoli (prévention du cancer), le gingembre et la camomille.
- Ils sont antioxydants et anti-inflammatoires.
- Ils stimulent les organes d'élimination et détoxication.
- Leur forte teneur en chlorophylle a un effet basifiant.

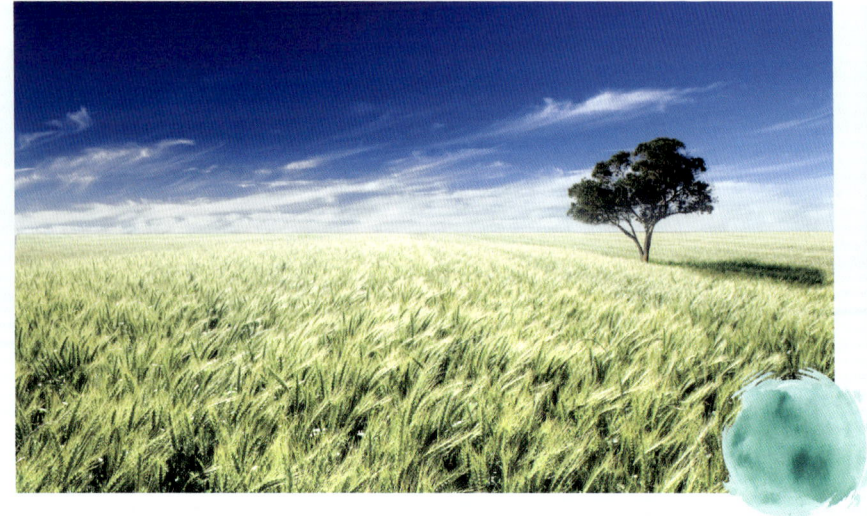

Tous les avantages des végétaux inclus dans la Superfood ne tiendraient pas dans ce livre. En voici donc quelques-uns :

- **Algues – Spiruline** : riches en protéines et fortement détoxifiantes, contribuent à faire baisser le taux de cholestérol dans le sang.
- **Aloe vera** : bon pour le système immunitaire, soulage les blessures et brûlures de la peau.
- **Avocat** : riche en vitamine C et calcium, contribue à réguler la cholestérolémie.
- **Légumes-feuilles** : il en existe plus de 50 espèces, toutes riches en fer, ce qui est bon pour le sang.
- **Brocoli** : l'un des légumes les plus sains, très peu calorique, efficace contre des maladies graves. Le sulforaphane aide à détoxifier l'organisme et renforce la résistance aux radicaux libres.
- **Germes** : très riches en protéines, peu caloriques, bons contre les flatulences.

- **Herbes aromatiques** : riches en substances végétales secondaires et huiles essentielles ; idéales pour la digestion, stimulent les reins et la vessie, favorisent le drainage ; aident à combattre les insomnies.
- **Ginseng** : remède universel connu depuis des millénaires ; renforce l'organisme et aide à fluidifier le sang ; stimule le système immunitaire.
- **Herbes de blé ou d'orge** : très riches en nutriments, aident à faire baisser le taux de cholestérol ; réputées combattre le cancer.
- **Thé vert** : avec ses flavonoïdes, son acide phénolique et sa coumarine, protège contre de nombreuses pathologies ; antiinflammatoire, réduit la pression artérielle (effet hypotenseur).
- **Avoine** : stimule tout l'organisme ; 100 g de flocons d'avoine permettent de satisfaire les besoins quotidiens en huit acides aminés importants. Sa protéine est une source de force ; également bonne pour le pancréas, le foie et l'équilibre acido-basique.
- **Cacao – par exemple dans du chocolat à 80 % de cacao** : la sérotonine et la dopamine favorisent la bonne humeur et combattent la dépression ; les antioxydants protègent contre les radicaux libres ; les flavanols renforcent l'élasticité des vaisseaux sanguins.
- **Ail** : gousse miracle : protège les vaisseaux sanguins et le cœur ; désinfecte l'intestin.
- **Curcuma** : anti-inflammatoire et anticancéreux ; l'association avec le poivre noir multiplie par 1 000 sa biodisponibilité (ensemble, ces deux substances sont plus fortes).

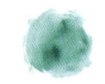

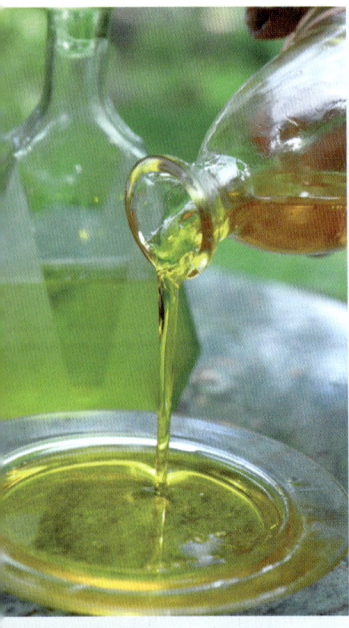

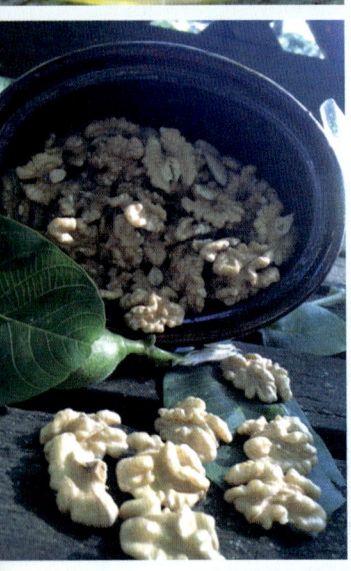

- **Huile de lin** : riche en acides gras oméga 3, médicament naturel délicieux, surtout pour l'intestin ; efficace contre de nombreuses pathologies ; également à titre préventif.
- **Noix** : protègent le pancréas et le cœur ; riches en protéines et fibres ; bonnes sources d'oméga 3.
- **Fruits** : de la pomme au citron : un cocktail de santé, riche en vitamines et minéraux, à déguster chaque jour !
- **Plantes sauvages** : authentiques, savoureuses, goûteuses et saines, leurs principes amers sont bons pour la digestion.
- **Cannelle** : plus de 1 000 substances bonnes pour la santé : les polyphénols font baisser la glycémie, stimulent la circulation, protègent les vaisseaux sanguins. Conseil : une pincée de cannelle dans le café. Préférer la cannelle de Ceylan à celle de Chine, trop riche en coumarine, qui peut être nocive pour le foie.

Le conseil de Freddy

Que ces aliments soient désormais tes principaux médicaments. C'est une bonne façon de mettre en pratique le conseil d'Hippocrate.

Qu'est-ce que le Functional Food ?

Functional Food est un terme anglais qui désigne des produits alimentaires consommés au quotidien, comme le muesli, les jus, la margarine, le pain, les œufs et le sel. Ces aliments ont une valeur nutritive, plus un intérêt spécifique pour la santé, obtenu par l'ajout de substances telles que des vitamines. Ils sont souvent riches en substances vitales. Le Functional Food, ou nourriture fonctionnelle, est aussi appelé alicament, néologisme créé par l'industrie agroalimentaire.

Mood Food

Sous ce terme, les américains regroupent les aliments qui peuvent rendre heureux en favorisant la production d'hormones du bonheur dans notre cerveau. La sérotonine est le principal neurotransmetteur qui influence l'humeur. Parmi la mood food figurent les baies, la banane et le chocolat noir. Les baies contiennent en outre de la vitamine C, qui agit aussi sur l'humeur.

Colour Food

Les aliments de couleur vive sont appelés « colour food ». Les couleurs comme l'orange des carottes et des oranges, le rouge vif des tomates, le violet des aubergines ou des betteraves ou le vert vif des herbes aromatiques et des salades, ne sont pas un caprice de la nature, mais une façon de stimuler l'appétit.

De nombreuses plantes produisent des substances pour éviter de se faire dévorer. La coloration naturelle relève de ce phénomène. Quand nous absorbons ces plantes, nous ingérons aussi les colorants et leur fonction protectrice.

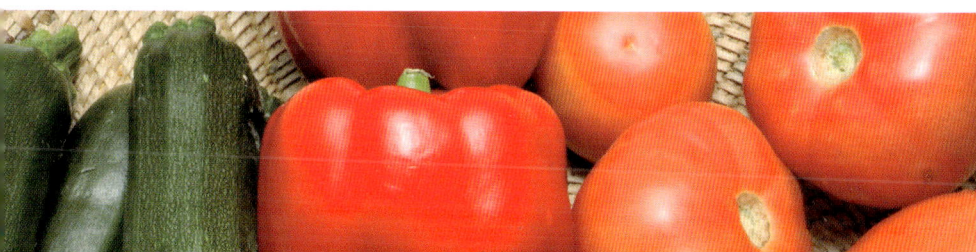

Bad Food, Fast Food, Junk Food

Le Bad Food, que l'on peut traduire par «malbouffe», est présent dans le monde entier et semble avoir de nombreux adeptes, comme en témoigne le chiffre d'affaires des chaînes de Fast Food.

La malbouffe combinée à la pollution de l'environnement, au stress et à la sédentarité, met environ 20 ans à nuire durablement à notre organisme ou le détruire. Elle peut provoquer divers symptômes liés à un vieillissement précoce.

Mais quand on est jeune, on a du mal à imaginer que les hamburgers, les frites et les pizzas peuvent nous rendre malade un jour. Même la probabilité de souffrir de dépression est augmentée par la consommation fréquente de Fast Food.

La **Junk Food (de l'anglais,** *junk* **= détritus)**, ce sont les hamburgers, les frites, les plats cuisinés et les chips.

Aphrodisiac Food

Aphrodite, déesse de la beauté, a donné l'adjectif aphrodisiaque, qui stimule les sens. Parmi les aliments considérés comme aphrodisiaques, ce qui prouve que l'amour passe par l'estomac, on peut citer le piment, la noix de muscade, le chocolat qui fond dans la bouche et le céleri, riche en butylphtalide aux effets apaisants.

Si doux et si mauvais : le sucre blanc

Le sucre blanc est un mauvais aliment pour Freddy. Les nutritionnistes vont jusqu'à parler de poison, car il fait des dégâts dans notre organisme, lorsqu'il est absorbé en grandes quantités.

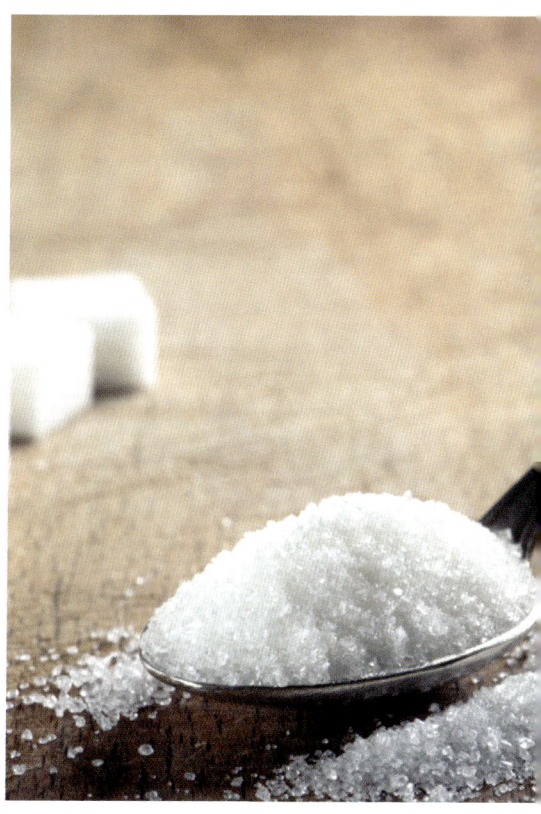

Les hydrates de carbone contenus dans les sucreries, comme le chocolat au lait, les bonbons et les biscuits, sont composés de disaccharides (sucres doubles), qui sont rapidement absorbés dans le sang. Ces glucides sont donc rapidement disponibles et n'apportent pas de satiété durable. La glycémie (taux de sucre dans le sang) augmente brusquement, ce qui exige une forte consommation d'insuline. Cela fait baisser la glycémie et déclenche une nouvelle fringale et l'envie de grignoter revient.

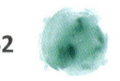

Le sucre, un commerce florissant

- Les Français consomment environ 35 kg de sucre par an, soit 95 grammes par jour, alors que l'OMS, Organisation Mondiale de la Santé, recommande de ne pas dépasser 25 g par jour.

- Il y a 150 ans, nous ne consommions pratiquement pas de sucre.

- Le chocolat au lait est très riche en sucre.

- Dans certaines soupes à la tomate en sachet, la teneur en sucre est de 150 morceaux de sucre par kilo, ce qui correspond à 45 %.

- Même la salade au hareng contient cinq morceaux de sucre pour 200 g de produit fini. Et une portion de saucisse au curry peut contenir jusqu'à huit cubes de sucre.

- Il faut environ huit semaines pour se débarrasser de l'envie de sucre.

Freddy préfère les aliments amers !

Les herbes aromatiques amères et les plantes sauvages sont idéales pour la digestion

J'adore l'amertume. De nombreuses plantes amères figuraient au menu des hommes préhistoriques. On peut se demander comment on est parvenu à éliminer presque tous les principes amers de notre alimentation moderne. Presque toutes les sortes de légumes sont concernées, plus rien ne doit avoir de goût amer. C'est une grave erreur, lourde de conséquences, car les substances amères jouent un rôle important dans le bon fonctionnement de notre tube digestif. Elles activent les organes comme le foie, la bile et le pancréas. Elles stimulent l'appétit, tout en régulant les fringales, en particulier l'envie de sucre.

Les substances amères sont idéales pour favoriser la perte de poids et la prévention du cancer.

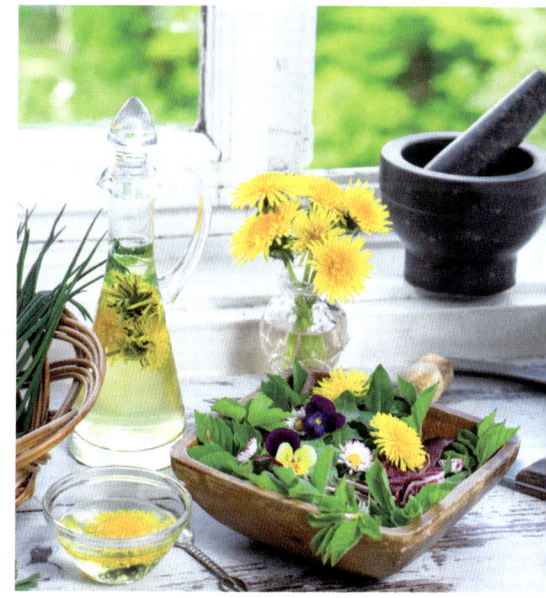

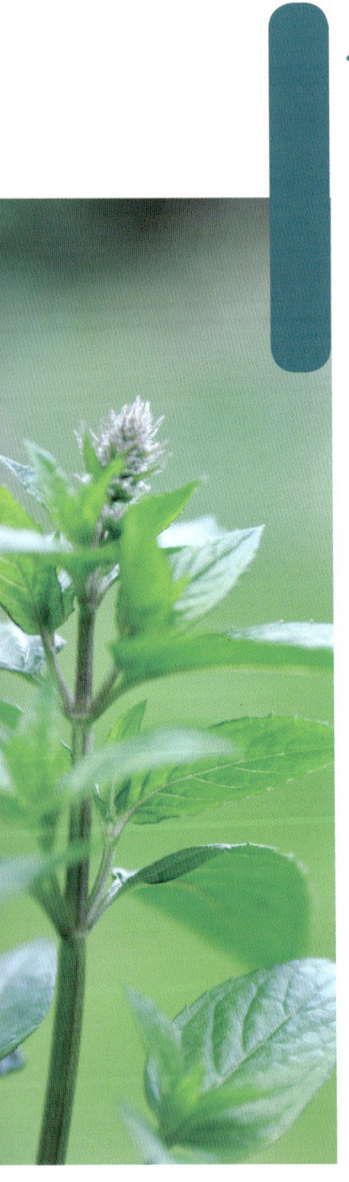

Le conseil de Freddy

Revenir aux goûts originels !

Les principes amers sont une médecine naturelle merveilleuse pour tous les intestins.

Ils régulent le comportement alimentaire, et c'est probablement pour cela que l'industrie agro-alimentaire a réussi à manipuler le goût des hommes. Pendant des millénaires, nous avons consommé régulièrement des substances amères, et en quelques décennies, elles ont été bannies de notre assiette. De même, les herbes amères ont été éradiquées dans nos prairies au moyen de produits chimiques, afin que le bétail mange plus et atteigne plus vite le poids désiré pour l'abattage.

Comment revenir à ce goût originel, alors que le simple mot d'amertume provoque chez toi une grimace de dégoût ?

Tu peux rééduquer ton goût et le reprogrammer. Cela commence dans la tête.

Imagine la façon dont les substances amères agissent dès le premier contact avec la langue : elles stimulent la production de salive riche en sucs digestifs. Cette fontaine de jouvence traverse tout notre organisme. Tous les organes impliqués dans la digestion en sont touchés et réagissent en redoublant d'ardeur au travail. Il y a vraiment de quoi s'enthousiasmer pour les bienfaits de l'amertume !

Quelques substances amères connues

(parmi d'autres) :

Pissenlit, chardon Marie, menthe, absinthe, houblon, galanga, valériane, thym, gentiane, anis, cumin, fenouil, coriandre, curcuma, armoise, chicorée sauvage, artichaut, roquette, brocoli, endive…

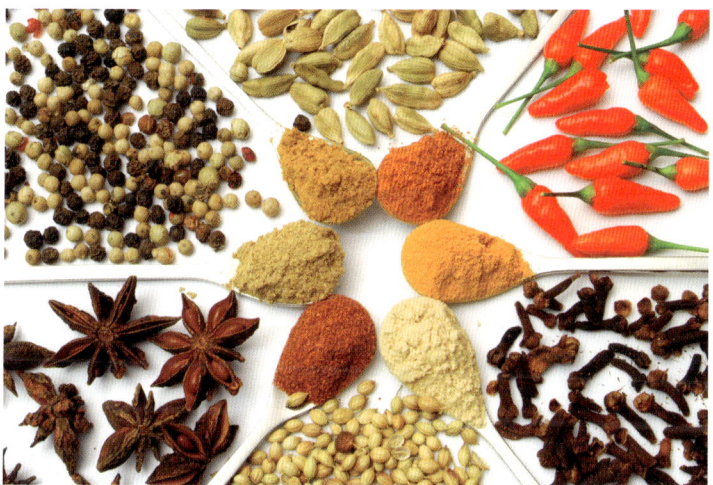

Herbes aromatiques et épices

Les herbes aromatiques fraîches et les épices colorées sont bonnes pour la santé, bonnes au goût, odorantes et riches en substances actives. La phytothérapie, aussi vieille que l'humanité, occupe toujours une place de choix en naturopathie. Les chamanes, guérisseurs et médecins naturopathes du monde entier utilisent les plantes et racines aux vertus médicinales pour soigner ou atténuer toutes sortes de pathologies. Les monastères disposaient toujours d'un jardin de simples pour prendre soin de la santé de la population et ce savoir-faire est parvenu jusqu'à nous.

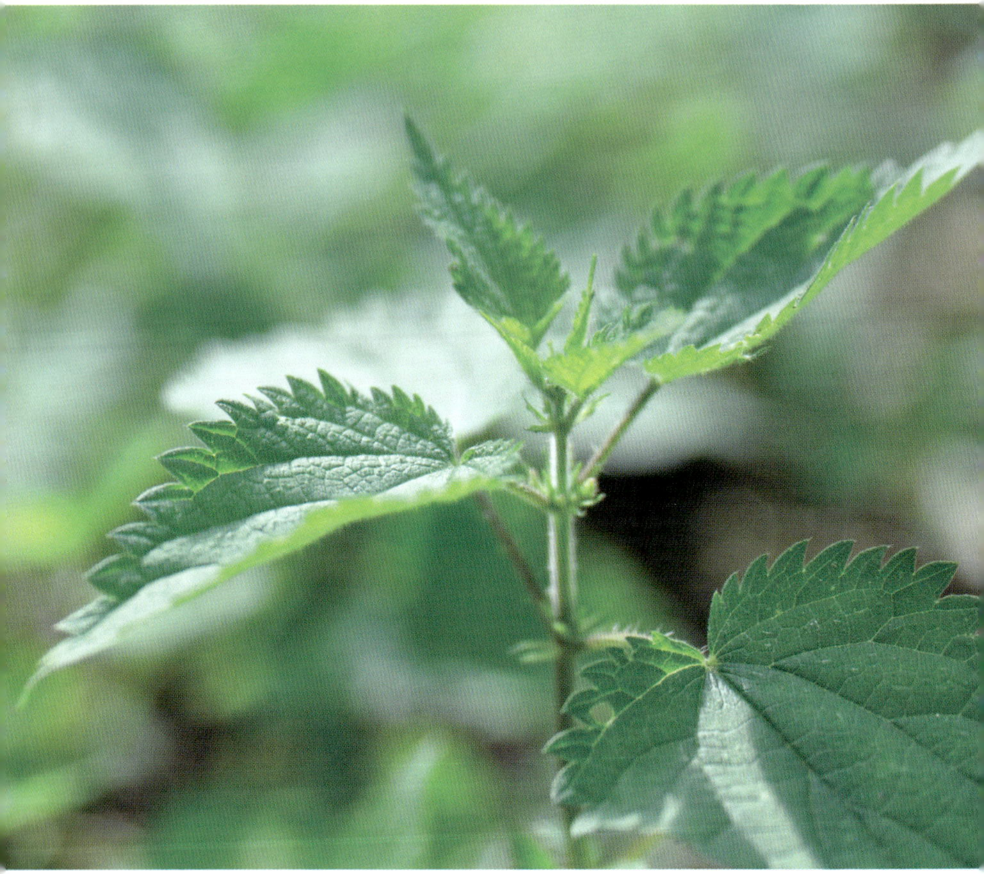

Les herbes médicinales en cuisine

Les herbes suivantes sont à privilégier en cuisine, car elles sont riches en huiles essentielles favorables à la digestion :

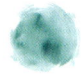

Le basilic est bon pour l'estomac et soulage les flatulences.

La sarriette est riche en tanins et substances amères, ainsi qu'en huiles essentielles, comme le thymol aux vertus antibactériennes, utiles en cas de gastro-entérite et de diarrhées, mais aussi contre la fermentation dans l'intestin.

Le cresson des fontaines renforce l'estomac et stimule la digestion.

Le radis et le raifort sont riches en essence de sénevé. Ils stimulent l'intestin, renforcent le système immunitaire et l'estomac, améliorent la digestion et le métabolisme et stimulent la bile, le foie et les reins.

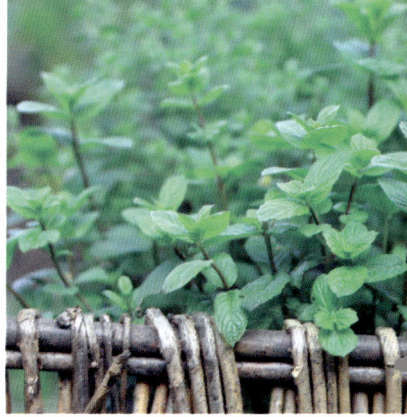

Le persil, excellente une source d'énergie et de vitamines, devrait figurer dans tous nos menus. Considéré comme remède des problèmes rénaux, il participe aussi au nettoyage du foie. Ses principes actifs favorisent la motilité de l'estomac et de l'intestin. Selon des recherches récentes, le persil peut être utilisé à titre préventif ou complémentaire contre le cancer.

La menthe s'utilise fraîche ou séchée. Elle soulage les nausées, a un effet antispasmodique et apaisant sur le tube digestif.

Les trois génies

Pyrèthre d'Afrique, galanga et fenouil

Selon les recommandations de sainte Hildegarde de Bingen :

Le pyrèthre d'Afrique (poudre de racines) contribue à diminuer la pourriture dans l'intestin. Idéal pour assaisonner viandes et poissons.

Le galanga (poudre de rhizome) parfume l'haleine, favorise la digestion et combat les flatulences.

Une à trois pincées de galanga apportent un piquant agréable aux plats de viande. À utiliser aussi dans les marinades, salades de fruits, compotes et marmelades.

Le fenouil doux soulage les problèmes gastriques et intestinaux, les spasmes, les flatulences et le manque d'appétit.

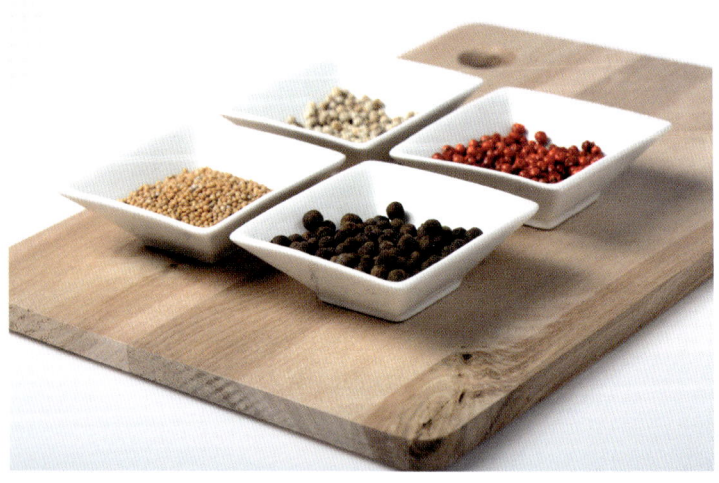

Freddy adore les épices

Chaque épice possède des vertus particulières et agit sur différents organes, principalement ceux liés à la digestion. Si vous aimez cuisiner, diversifiez votre usage des épices.

Pour favoriser la salivation : **piment, gingembre, paprika, poivre et moutarde**.

Pour stimuler un estomac faible et calmer sa nervosité : **artichaut, cardamome, piment, clou de girofle, cannelle et anis.**

Contre les problèmes de foie et de bile, **l'anis, l'artichaut**, **le curcuma, le cumin et la moutarde** sont recommandés.

En cas de problèmes inflammatoires (entérite, colite), les substances amères de l'**artichaut**, mais aussi de **l'absinthe, de la gentiane, de la centaurée, du pissenlit, du gingembre et de l'Harpagophytum** sont efficaces.

Dans les troubles digestifs liés à un estomac et un intestin paresseux, on utilise des plantes qui stimulent l'irrigation au niveau du ventre : **raifort, clou de girofle, moutarde et galanga**.

Les substances au goût piquant, comme le **piment, le poivre, le paprika, le curcuma, le gingembre, le galanga et la noix de muscade** stimulent la production des enzymes digestifs. Elles favorisent également les mouvements péristaltiques de l'intestin.

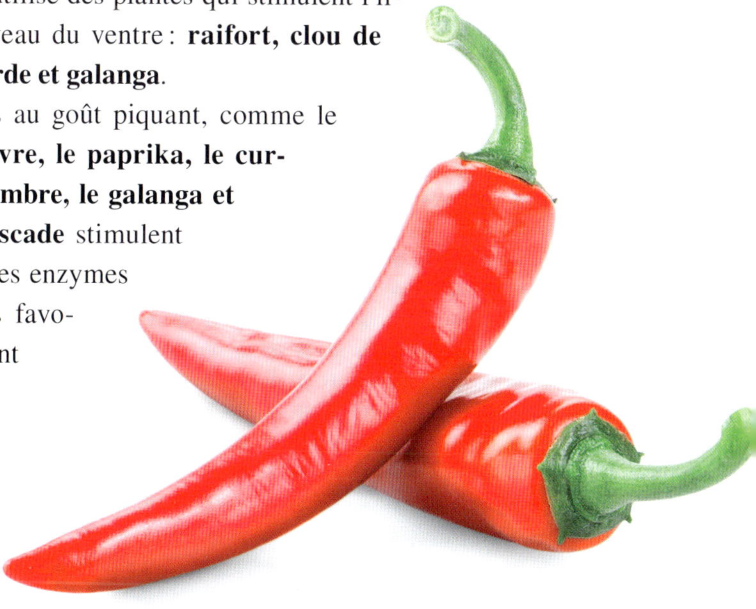

5

Mets de l'huiuiuile !

Mais surtout, de la bonne, pour Freddy !

L'énergie du soleil se retrouve dans les graines et les fruits des plantes sous forme d'élixir de vie. Chaque goutte de cet « or liquide » apporte un bienfait à nos 80 milliards de cellules en lubrifiant le métabolisme.

Une huile de qualité pour un mécanisme extraordinaire

Sans huile, aucun moteur ne peut fonctionner. Si vous avez une automobile, vous savez qu'il faut surveiller régulièrement les niveaux.

Mais pour un organisme aussi génial que notre corps, il faut une huile de haute qualité, c'est-à-dire riche en acides gras insaturés, pour que tout se passe bien, sans frictions, durant des décennies.

Les huiles me nourrissent et renforcent mes défenses contre les virus, bactéries pathogènes et parasites. C'est ainsi que les bonnes huiles contribuent à la prévention du cancer. Lorsque je suis alimenté par de bonnes huiles, je peux réguler le métabolisme des glucides et des lipides. Les lipides jouent également un rôle dans l'absorption du calcium et contribuent ainsi à renforcer les os et à prévenir l'ostéoporose.

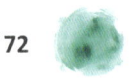
Les huiles végétales sont polyvalentes

Les huiles végétales constituent à la fois une réserve d'énergie, une source de chaleur, le support de goût et un apport important de vitamines. Elles permettent dans notre organisme le transport des vitamines. Par exemple, les carottes sont riches en carotène. Ce précurseur de la vitamine A est pratiquement impossible à absorber pour notre organisme. Il suffit d'ajouter une cuillérée à café d'huile sur des carottes cuites à la vapeur ou à un jus de carottes pour dissoudre le carotène et le rendre disponible.

Les huiles végétales naturelles renferment les acides gras essentiels de l'acide linoléique et linolénique, que nous ne pouvons pas synthétiser, et dont la carence provoque des symptômes graves.

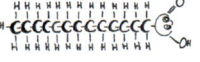

Oublie les cours de chimie

J'admets que la connaissance des différents acides gras que nous absorbons chaque jour est une affaire un peu compliquée.

Les concepts tels que « oméga-3 ou oméga-6, acides gras mono-saturés, poly-saturés ou insaturés ou graisses trans » te font tourner la tête. Peut-être cela évoque-t-il les formules vues au cours de chimie, qui prenaient des allures de mille pattes.

Le conseil de Freddy

Utilise dans ta cuisine quotidienne les bonnes matières grasses capables de nourrir ton corps.

Et en premier lieu : l'huile de lin est imbattable du point de vue de la santé. N'achète que de la meilleure qualité, première pression à froid. Les huiles doivent toujours être conservées à l'abri de la lumière, dans des bouteilles de verre sombre, sinon, les précieuses vitamines sont détruites.

Mais qu'est-ce que le gras ?

Les matières grasses sont des substances végétales et animales qui participent à la constitution des cellules et aux réserves d'énergie. Toutes les cellules de l'organisme en ont besoin, par exemple pour construire leurs membranes. Tout le monde le sait : sans lipides, on a froid, car la graisse stockée sous la peau offre une bonne protection thermique. De nombreux organes sont logés dans une couche de graisse qui amortit les chocs.

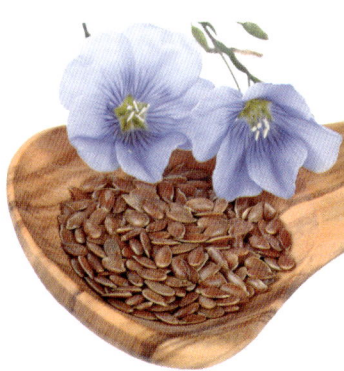

Les plantes ne trichent jamais

Freddy raffole d'acides gras insaturés

L'huile des plantes est l'un des produits naturels les plus purs et les plus merveilleux, riche en acides gras insaturés. Les végétaux sont la première source d'or liquide.

Important

Les acides gras polyinsaturés sont répartis en acides gras oméga-3 et oméga-6.

L'organisme a besoin des deux, car il n'est pas capable de les synthétiser dans cette combinaison.

Une question de rapport

Pour une efficacité optimale des acides gras polyinsaturés, les oméga-3 et oméga-6 doivent être absorbés dans la bonne proportion.

Malheureusement, notre alimentation est actuellement souvent trop pauvre en oméga-3 et trop riche en oméga-6.

La qualité des huiles est essentielle, il est important d'acheter des huiles de bonne qualité, même si cela coûte un peu plus cher.

C'était plus simple pour l'homme de Neandertal !

Les hommes de Neandertal ne connaissaient pas ces problèmes. Leur alimentation naturelle était parfaitement équilibrée, avec un rapport de 1:4 entre oméga-3 et oméga-6, ce qui correspond aux recommandations de l'OMS. Notre réalité est tout autre, avec un rapport de 1:15 ! Il faut que cela change !

Le conseil de Freddy : changez d'huile en cuisine !

Peut-être as-tu dans le placard de la cuisine de l'huile de tournesol, et tu penses que c'est bien ainsi ? Tu te trompes. Tout comme l'huile de carthame, de germes de maïs ou de soja, cette huile est trop riche en oméga-6. Le bon rapport dans ton organisme est important pour que les deux acides gras puissent interagir correctement.

Les acides gras oméga-6 contribuent à la formation des neurotransmetteurs favorisant l'inflammation, tandis que les acides gras oméga-3 produisent des neurotransmetteurs antiinflammatoires. Tous les deux sont importants pour le bon fonctionnement de l'organisme. Mais c'est surtout l'équilibre entre les deux qui est décisif, et il est très difficile de l'atteindre avec notre alimentation actuelle.

Un exemple issu des huiles végétales

La meilleure huile est l'huile de lin, avec un rapport de 4:1 entre acides gras oméga-3 et oméga-6, alors que, pour l'huile de tournesol, ce rapport passe à 1:122.

Teneur en acides gras oméga-6 et oméga-3 de quelques huiles végétales

Huile végétale	Oméga-6	Oméga-3	Rapport Oméga-6 / Oméga-3
Tournesol	61,0	0,5	122:1
Olive	8,6	0,8	32:1
Noix	57,3	10,1	6:1
Chanvre	60,3	20,2	3:1
Colza	20,4	9,3	2:1
Lin	15,1	61,5	1:4

Source : Système d'information sur l'alimentation de l'université de Hohenheim, 2005
(Livre : SkinFood)

Les micro-inflammations font des dégâts dans notre corps

Presque tous les processus de vieillissement de l'organisme résultent de micro-inflammations. Dans tous le corps, ces inflammations accélèrent le vieillissement et sont responsables de pathologies comme l'artériosclérose, l'infarctus du myocarde, l'hypertension, le diabète, les accidents vasculaires cérébraux et le cancer. Avoir une alimentation antiinflammatoire implique de choisir les bonnes matières grasses. Les foyers micro-inflammatoires sont principalement causés par une mauvaise alimentation.

Le conseil de Freddy

L'huile de colza est idéale pour la cuisine, car elle résiste bien aux hautes températures. Ses composants précieux ne sont pas détruits.

Poissons et noix

Les acides gras oméga-3 se trouvent principalement dans l'huile de lin, le tofu et le poisson, comme le saumon, le thon, le hareng, le maquereau et la sardine. Il est recommandé de consommer du poisson gras deux fois par semaine. Mais comme les ressources poissonnières des océans ont beaucoup diminué – le thon figure déjà sur la « liste rouge » des espèces menacées – il existe d'autres formules. Par exemple :
3 à 4 noix et 2 à 3 cuillérées à soupe d'huile de lin permettent de couvrir les besoins quotidiens en matières grasses de qualité.

Les acides gras saturés ?
Freddy en est saturé !

Ils provoquent des foyers inflammatoires dans le corps.

Si tu veux que je reste en bonne santé, il faut être très prudent avec ces produits, car les acides gras saturés se logent dans les membranes cellulaires.

Ils ralentissent le métabolisme et créent dans le corps des foyers micro-inflammatoires (voir encadré).

Les acides gras saturés ont l'inconvénient de former dans tout le corps des amas ainsi que des plaques sur les parois des artères. Le sang ne peut plus circuler librement, tous les organes sont moins bien irrigués.

Aliments riches en acides gras saturés :

- Saindoux (le champion !)
- Viande grasse, charcuterie (salami, pâté de foie, etc.)
- Produits industriels (chips, etc.)
- Mayonnaise
- Chocolat au lait entier
- Plats cuisinés

Les graisses cachées qui donnent le goû

retrouvent souvent dans les produits industriels, les pâtisseries, snacks et sucreries.

Le conseil de Freddy

Joue au détective et étudie avant l'achat la liste des composants des produits afin de déceler la présence de graisses cachées.

Les gras trans sont vraiment mauvais

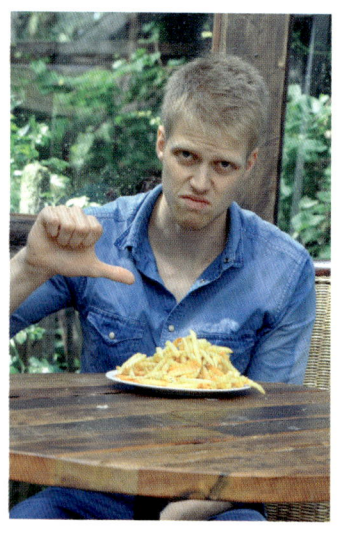

Les gras trans sont des huiles végétales hydrogénées, ce qui les rend solides, comme la margarine. Ils sont très utilisés dans l'industrie agro-alimentaire, car ils rendent les aliments plus faciles à tartiner, crémeux et durables, mais ils ne sont pas sains du tout, on leur reproche même d'augmenter significativement les risques d'accident cardio-vasculaire.

Les rayons de nos supermarchés regorgent d'aliments contenant des gras trans, bien présentés dans des emballages appétissants, tels que plats cuisinés « frais » ou congelés, soupes en sachet, fast food, biscuits, pâtes à tartiner, glaces, etc.

Le fait de chauffer les huiles et les matières grasses, comme les frites, les chicken wings, etc. produit des gras trans. Même des aliments sains, comme le poisson, deviennent néfastes pour la santé si on les passe à la friture.

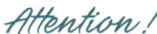
Les gras trans, véritables poisons pour l'organisme

- Ils font monter le taux de mauvais cholestérol.
- Le risque inflammatoire augmente.
- Ils contiennent des phosphates qui accélèrent le vieillissement.
- Ils apportent de nombreuses calories inutiles qui font grossir.
- La combinaison de graisses, sel et sucre rend dépendant.
- Les gras trans forment des dépôts de lipides et protides sur les parois des vaisseaux et accroissent les risques de pathologies cardiovasculaires et intestinales.
- Ils provoquent le diabète.

Nous sommes nombreux à avoir un « problème de gras »

Les recommandations sont de l'ordre de 80 g de matière grasse par jour, mais la plupart des gens en absorbe au moins le double. Le plus gros problème de notre alimentation moderne à base de fast food, produits cuisinés, trop de beurre, charcuterie, fromage, produits laitiers, snacks, etc. c'est que l'on consomme principalement des mauvaises graisses, c'est-à-dire des acides gras saturés.

Une pizza surgelée au déjeuner apporte déjà 45 g de matières grasses, mais, il ne s'agit pas de bons acides gras.

Le conseil de Freddy

Regarde bien la liste des ingrédients, où la présence de gras trans doit obligatoirement être mentionnée. Tu peux lire sur l'emballage « huile végétale partiellement hydrogénée ».

6

Freddy demande :
Et le pain, c'est bon pour
la santé ou non ?

Peux-tu imaginer la vie sans pain ? Probablement pas. Car comment déguster le fromage, la charcuterie, la marmelade, le miel et toutes les pâtes à tartiner, si ce n'est sur une bonne tartine ou un morceau de baguette ?

Et pourtant, je me sentirais mieux si tu réduisais ta consommation de pain ; presque pas ou pas du tout de pain blanc, dans lequel le blé est tellement raffiné qu'il ne m'apporte rien d'intéressant.

Le pain complet est au moins cinq fois plus riche que le pain blanc en vitamines, minéraux, oligo-éléments, protéines et fibres utiles pour la santé.

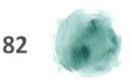

Notre pain quotidien est bon pour la santé ?

On trouve aujourd'hui beaucoup de sortes de pains en boulangerie, jusqu'à 300 pains différents !

Les Français consomment en moyenne 60 kg de pain par an, sans compter les pâtisseries et viennoiseries. Cela fait près de 5 tonnes de pain pour une personne qui vit 80 ans, et tout cela doit être transformé par l'intestin. Mon travail est très différent selon que tu absorbes du pain blanc ou du pain complet. Pour rester en bonne santé, il faut un pain de qualité en quantité raisonnable.

La consommation de pain, question d'habitude

Quand on sait que l'humanité ne connaissait pas les céréales il y a seulement 10 000 ans, on peut se demander si l'intestin et les autres organes de la digestion ont su s'adapter à ce nouvel aliment en si peu de temps. La lectine et le gluten peuvent rendre les parois intestinales perméables.

Mais devrait-on pour autant renoncer à son pain quotidien ?

Les conseils de Freddy

- Ne mange pas trop de pain. Un seul repas de pain par jour est suffisant.

- Le meilleur pain vient du paysan ou boulanger biologique et de l'artisanat véritable. Et, comme nous l'avons vu, il est fait de farine complète.

- Évite le pain industriel, même si la bonne odeur est attirante. Attention aux enzymes artificiels dont les effets secondaires ne sont pas encore connus.

- Le pain croquant suédois n'est pas forcément plus sain. Une tranche apporte moins de calories qu'une tranche de pain de seigle, par exemple (42 contre 110), mais cette tranche de pain croquant, qui ne pèse que 13 grammes, ne suffit pas à te rassasier. De plus, le mode de cuisson, à très haute température, provoque la formation d'acrylamide, substance potentiellement cancérigène.

- Au restaurant, évite de manger du pain avant le repas. Cela ne va pas te rassasier, mais faire monter la glycémie avant de manger, ce qui stimule l'appétit. Demande plutôt des olives ou des bâtonnets de légumes.

Pourquoi il vaut mieux éviter de manger trop de pain

C'est une question d'indice glycémique. L'indice glycémique (IG) reflète la rapidité avec laquelle les glucides d'un aliment sont digérés, convertis et retrouvés sous forme de glucose dans le sang. Les produits à fort indice glycémique, comme le pain, les pommes de terre, les pâtes et le riz, peuvent provoquer le surpoids, le diabète, les maladies cardio-vasculaires et le vieillissement prématuré. Ces aliments font grimper rapidement la glycémie (taux de sucre dans le sang) et la sécrétion d'insuline. Cette forte production d'insuline fait descendre la glycémie au-dessous du niveau normal, ce qui se traduit par des fringales. Et c'est un cercle vicieux qui s'enclenche.

Pour éviter ces « pics d'insuline », il est conseillé d'absorber des « glucides complexes », que l'on appelle également « sucres lents », car ils mettent plus de temps à être absorbés dans le sang. On en trouve, par exemple, dans le pain complet.

L'avoine c'est bon, et pas seulement pour les chevaux de trait

L'avoine était jadis l'unique aliment des chevaux de labour. On l'utilise encore aujourd'hui pour les chevaux de trait, comme ceux qui tirent les calèches dans les landes de Lunebourg. L'avoine est un aliment excellent et les flocons d'avoine regorgent de bons nutriments, en particulier pour l'intestin, le pancréas et le foie. Ils sont riches en fibres hydrosolubles qui stimulent la péristaltique (activité musculaire des organes digestifs) et maintiennent la glycémie et le taux d'insuline à un niveau suffisamment faible. Ces flocons de céréales sont comme une bonne médecine pour tout le corps. Malheureusement, il est rare de trouver du pain d'avoine, car cette céréale est pauvre en gluten, nécessaire à la panification. Si tu veux l'utiliser pour faire ton pain, il faut y ajouter une autre farine complète, telle qu'épeautre ou seigle.

Freddy se régale avec du porridge !

Cette bouillie d'avoine, que l'on peut préparer avec de l'eau ou du lait de soja, est une bonne alternative au pain. Cela vaut vraiment le coup d'essayer : c'est un excellent petit déjeuner, très énergétique pour bien démarrer la journée. Évite les produits instantanés.

Bouillie d'avoine au lait végétal

Verser une tasse de flocons d'avoine dans deux tasses de lait végétal bouillant et laisser gonfler hors du feu environ 10 minutes. Ajouter ensuite, selon les goûts, des fruits, baies, noix, fruits secs, du chocolat noir ou de la cannelle.

Savoir distinguer les bons pains

Pour expliquer la différence entre pain blanc, complet ou semi-complet, on peut prendre l'exemple du blé : un grain de blé est composé du germe (riche en vitamines et minéraux), de l'amande farineuse (essentiellement de l'amidon) et de l'enveloppe (fibres). Pour faire du pain blanc, on utilise l'amande farineuse. Pour le pain semi-complet, on y ajoute une petite partie de l'enveloppe (son) et du germe. Pour le pain complet, on prend tout le grain. Pour Freddy, cela veut dire : moins il y a de fibres, moins il travaille. L'intestin devient paresseux.

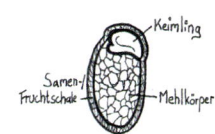

Conseil de Freddy pour le pain

Ne mange pas trop de pain. N'achète que du bon pain, de préférence bio et complet. Évite les boulangeries industrielles et essaie de temps en temps le porridge au petit déjeuner. On peut s'y habituer. Le pain d'épeautre complet biologique est à recommander en priorité.

Freddy s'interroge : Le lait de vache est-il bon pour l'homme ?

L'image d'un verre de lait frais, d'un milkshake à la fraise ou d'un chocolat chaud fumant stimule sûrement ton appétit avec une sensation particulière de plaisir, de santé et de bien-être. Et pourtant, tu lis et entends de plus en plus de mises en garde contre le lait ! Cet aliment fondamental et ses produits dérivés sont suspectés de représenter un « danger » pour notre santé. Qu'en est-il en réalité ?

On compte en France environ 3,7 millions de vaches laitières qui donnent 25 milliards de litres de lait chaque année.

Quelle quantité de lactose les intestins doivent-ils digérer, lorsqu'un Français consomme en moyenne 38 l de lait, 3,7 kg de crème, 3 kg de beurre, 28 kg de laitages et 12,5 kg de fromage par an ?

L'homme transforme

La vache fournit le lait et l'homme commence à le transformer. Les nutritionnistes se montrent de plus en plus critiques quant aux méthodes industrielles de conservation, transport et réfrigération du lait. En effet, la structure des composants du lait subit d'importantes modifications.
Les minuscules boules de graisse du lait sont en partie déformées et leurs membranes endommagées. Ainsi, les lipides

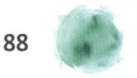

libres sont extraits du lait transformé par l'homme, et cela pourrait être une raison des problèmes croissants d'intolérance que l'on rencontre.

De plus, les inhibiteurs et hormones de croissance contenus dans le lait ne sont pas très sains. Lorsque les mamelles d'une vache fournissent 50 litres de lait par jour, les inflammations sont inévitables. Elles sont généralement traitées par antibiotiques, qui parviennent bien évidemment dans le lait.

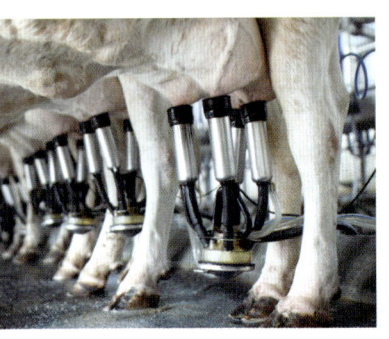

Le lait frais en direct de la ferme et la traite manuelle sont devenus très rares.

Dis-moi, c'est où la prairie ?

De plus en plus d'amis des animaux s'insurgent contre les conditions d'élevage, qui font que les vaches sont tenues à l'écart des pâturages. Le bétail ne connaît pour la plupart jamais le contact direct de l'herbe fraîche, ni la quiétude de ruminer au milieu des prés. Pourtant, si on recherche la qualité, on peut la trouver, même si 2 % seulement de la production provient d'exploitations en agriculture biologique. Et ce sont ces produits qui sont les plus intéressants, tant en termes d'acides gras insaturés que de qualités gustatives.

Freddy nous explique pourquoi les Chinois ne tolèrent pas les produits laitiers.

En réalité, je ne suis pas fait pour digérer le lait, en particulier le lactose, qui est le sucre contenu dans le lait. Pour cela, il faut disposer d'un enzyme, la lactase, qui est absent des intestins dans la plupart des pays d'Asie et d'Afrique. Ils ne peuvent tout simplement pas digérer le lait, ce qui provoque flatulences, diarrhées et nausées. Il ne s'agit nullement d'une pathologie ou d'un manque, mais simplement d'un langage corporel : pas de lait pour moi, s'il vous plaît !

Le lait maternel, aliment idéal du nourrisson

Le lait de leur propre mère est depuis toujours l'aliment idéal des petits mammifères, qu'ils soient humains ou animaux. L'idée de donner le lait des animaux aux petits humains est relativement récente.

Il y a environ 12 000 ans, l'homme a eu l'idée de créer l'agriculture et l'élevage en Europe pour se nourrir de la viande et du lait des animaux élevés.

En Afrique, dans le Sud de l'Europe et en Asie, les populations ont rapidement constaté que le lait des animaux n'était pas un bon aliment pour elles. Elles se sont alors tournées vers des produits d'origine végétale pour satisfaire leurs besoins en calcium, protéines, vitamine D et autres nutriments précieux.

Le lait provoque la production de mucus

De tous les aliments, le lait est celui qui provoque le plus de production de mucus. Les voies respiratoires, mais aussi le tube digestif, peuvent être encombrés si l'on consomme trop de produits laitiers. Or l'intestin doit être libre de toxines et de mucus pour fonctionner de manière optimale et absorber correctement les nutriments. Certaines personnes consomment beaucoup de lait en croyant bien faire, mais cela perturbe la digestion et peut se traduire par de la malnutrition.

Le rôle du lait est de faire grandir et grossir les veaux

Le rôle du lait de vache est de favoriser la croissance du veau durant les premiers mois de sa vie. Lorsque l'homme consomme du lait de vache, il se peut que le message soit mal reçu, car il est exprimé dans une langue étrangère à notre espèce.

Le lait de la vache est fait pour le veau qui pousse quatre fois plus vite que l'homme. Les veaux ont doublé leur poids de naissance à l'âge de 40 jours, alors que les petits humains mettent six mois pour cela.

Le lait de vache est-il bon pour la santé ?

Les opinions et les études scientifiques sont très divergentes sur l'intérêt du lait de vache dans l'alimentation humaine. Les écoles de pensée à ce sujet sont plus nombreuses que les races de vaches, soit plus de 150 !

Selon une étude de Nurses Health Study portant sur 88 000 sujets, les femmes qui consomment plus d'un produit laitier par jour auraient un risque 44 fois plus élevé de contracter un cancer des ovaires que celles qui ne dépassent pas trois produits laitiers par mois.

Pour les hommes, le risque de souffrir d'un cancer de la prostate est deux fois plus élevé lorsqu'ils consomment deux à trois verres de lait par jour. Pas moins de 13 études indépendantes confirment cette assertion. Les chercheurs ont pu se mettre d'accord sur le fait que les facteurs de croissance peuvent augmenter les risques de cancer chez l'être humain.

Par ailleurs, la forte proportion d'acides gras saturés dans le lait est considérée comme néfaste pour le métabolisme. Une consommation régulière de produits laitiers peut ainsi être facteur d'artériosclérose et d'infarctus du myocarde.

Le lait bon pour les os ?

Si le lait a longtemps été considéré comme bénéfique pour les os et la prévention de l'ostéoporose, le doute s'installe également à ce sujet. De nombreuses sortes de légumes, et surtout les oléagineux comme les noix, garantissent une bonne densité minérale osseuse.

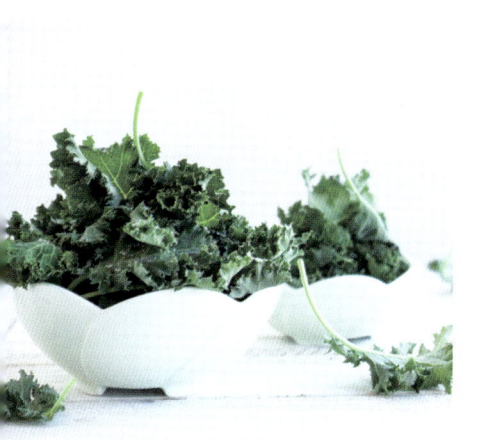

Les géants du calcium

	Calcium (mg/100g)
Ail des ours	75
Haricots verts	60
Brocoli	60
Scarole	55
Feuilles de fenouil	110
Cresson des jardins	215
Chou vert	210
Pissenlit	165
Blette	105
Persil	180

Le sésame, source de calcium idéale

La combinaison naturelle entre calcium et magnésium fait du sésame un aliment très précieux, excellent pour les os, les cartilages, les articulations, les dents et les muscles – et bien sûr l'intestin.

Le sésame renferme environ 6,5 fois plus de calcium que les produits laitiers.

Sésame :   780 mg de calcium pour 100 g.

Lait :   120 mg de calcium pour 100 g.

Et le veau ?

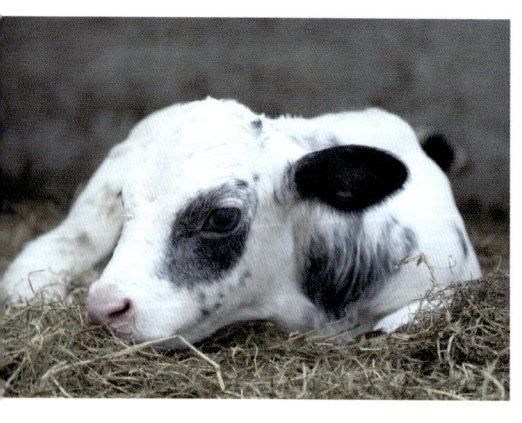

La nature est faite de telle sorte que les mammifères ne produisent du lait qu'après la naissance d'un petit. Cette règle s'applique aussi aux vaches. Les huit litres de lait qu'un veau boit quotidiennement sont prélevés par l'homme, ainsi que les 42 autres litres que l'on est parvenu à faire produire aux vaches modernes par la sélection et l'élevage ciblé.

Le veau nouveau-né de nos exploitations est tout de suite séparé de sa mère et doit boire du lait industriel dans un seau à tétine.

Ce que fait le monde moderne

L'instinct maternel est demeuré, ainsi que les émotions. Il n'y a pas encore de bouton sur le PC de l'étable automatisée pour faire taire les appels des petits veaux et les meuglements désespérés des mères vaches.

Les veaux du sexe féminin sont conservés pour devenir vaches laitières et peuvent être inséminés dès l'âge de neuf mois. Les mâles sont nourris de trois à six mois avant d'être dirigés vers l'abattoir. Ils donnent la viande de veau que l'on qualifie de tendre.

Leurs mères, contrairement aux vaches d'antan qui pouvaient vivre environ quinze ans, sont abattues à l'âge de quatre ou cinq ans et donnent aussi de la viande. Cela peut être une raison de plus de limiter notre consommation de lait.

Par quoi peut-on remplacer le lait ?

De nombreux végétaux sont une très bonne source de calcium, comme les boissons à base de :

- Avoine
- Riz
- Soja
- Noisette
- Amande
- Sésame

Si vous achetez ces succédanés du lait, choisissez plutôt des produits de qualité biologique, de préférence sans ajout de sucre ni de calcium (souvent d'origine chimique).

Freddy aime le fromage

Bien que le fromage contienne des acides gras insaturés, sa consommation (raisonnable) ne semble pas accroître les risques de pathologies cardio-vasculaires. Il semblerait que la vitamine K2, ou ménaquinone, joue ici un rôle protecteur.

La vitamine K2 est produite par des microorganismes et, entre autres, par les bactéries de notre propre flore intestinale. Elle peut être absorbée par les cellules des parois de l'intestin et facilite dans notre organisme la coagulation sanguine et l'ostéogenèse. La fabrication du fromage fait appel à des enzymes et bactéries qui facilitent la digestion, ce qui rend ce produit beaucoup plus digeste.

Le fromage de chèvre, un moyen d'éviter le cancer ?

Le lait de chèvre est réputé très favorable à la santé. On dit qu'il joue un rôle bénéfique dans la prévention du cancer, qu'il permet de vivre plus longtemps, de bien digérer et de prendre des forces.

L'effet protecteur contre le cancer reposerait sur l'ubiquinone, ou coenzyme Q_{10}, nécessaire au bon fonctionnement cellulaire. Ce composé biologique comportant un grand nombre d'atomes de carbone favorise la respiration cellulaire. Le lait de chèvre stimule ainsi les défenses immunitaires.

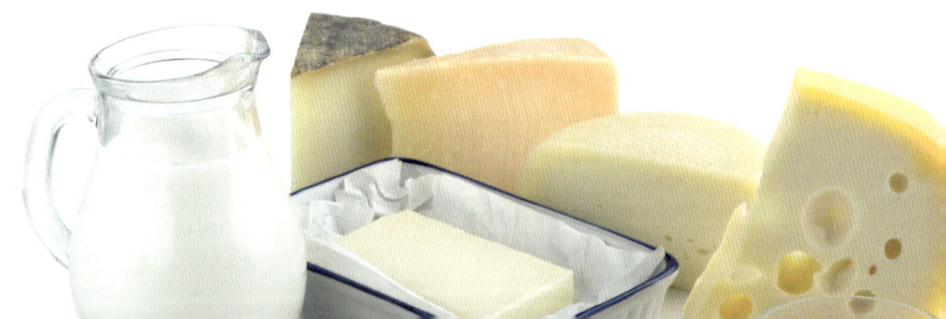

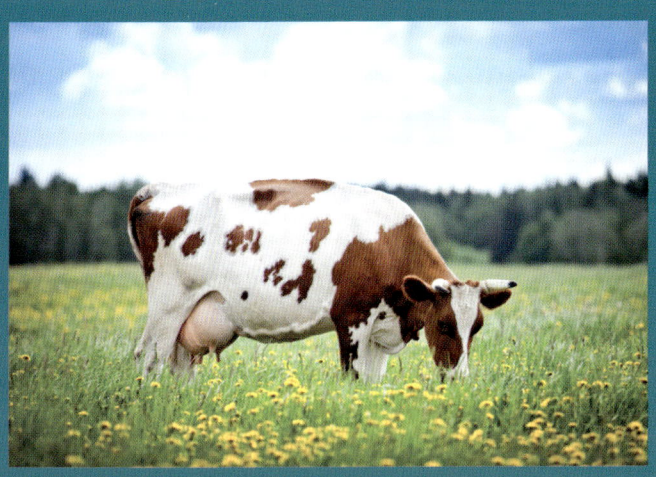

Le conseil de Freddy par rapport au lait

Si tu ne peux pas te passer d'un nuage de lait dans le café ou le thé, c'est OK, je peux m'en accommoder. Un verre de babeurre frais, particulièrement riche en calcium, en plein été, cela rafraîchit agréablement. La crème prescrite par Johanna Budwig, à base de fromage blanc et d'huile, est considérée comme un remède naturel, du fait de la combinaison entre l'huile et les protéines. Mais, trois verres de lait par jour ? Ce n'est vraiment pas nécessaire, tu n'es pas un veau !

En ce qui concerne le lait, il faut apprendre à goûter la qualité. Si le lait est légèrement acidulé ou amer, c'est que les vaches ont connu le stress, une mauvaise alimentation et un manque de lumière naturelle. Le lait des vaches de prairie a plus de goût et contient au moins deux fois plus d'Oméga-3 que celui des bêtes d'étable.

Les produits laitiers de chèvre sont préférables à ceux de vache.

La crème Budwig, mélange de fromage blanc et d'huile

C'est la combinaison qui fait tout !

Il y a 60 ans, Johanna Budwig, médecin suisse, découvrait dans le cadre de ses recherches sur le cancer l'importance des matières grasses insaturées pour notre santé.

Elle est à l'origine de la crème qui porte son nom, mélange de fromage blanc et d'huile, dont l'intérêt repose principalement sur la combinaison de l'huile et des protéines. Cette thérapie a fait ses preuves dans des pathologies très diverses, telles que la démence, la dépression et la prévention du cancer.

Pourquoi cette combinaison fromage blanc et huile ?

Certains composants du fromage blanc et de l'huile sont des partenaires idéaux. Lorsque les acides aminés du fromage blanc se lient aux acides linoléiques de l'huile de lin, ils libèrent de l'oxygène. Cette nourriture permet aux cellules de notre corps de «respirer». Cette combinaison entre l'huile et le fromage blanc a également une action bénéfique sur les cellules du cerveau et le système immunitaire.

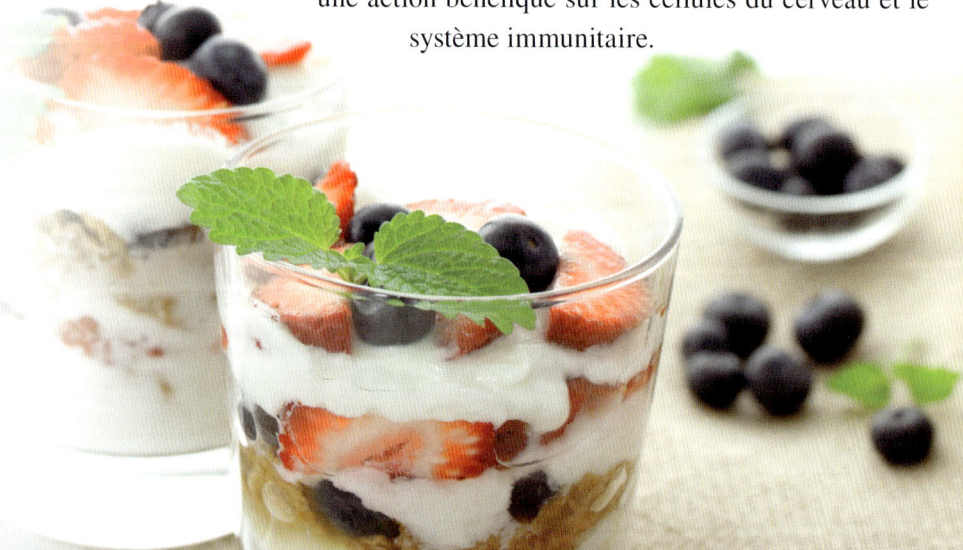

Recette originelle de la crème Budwig :

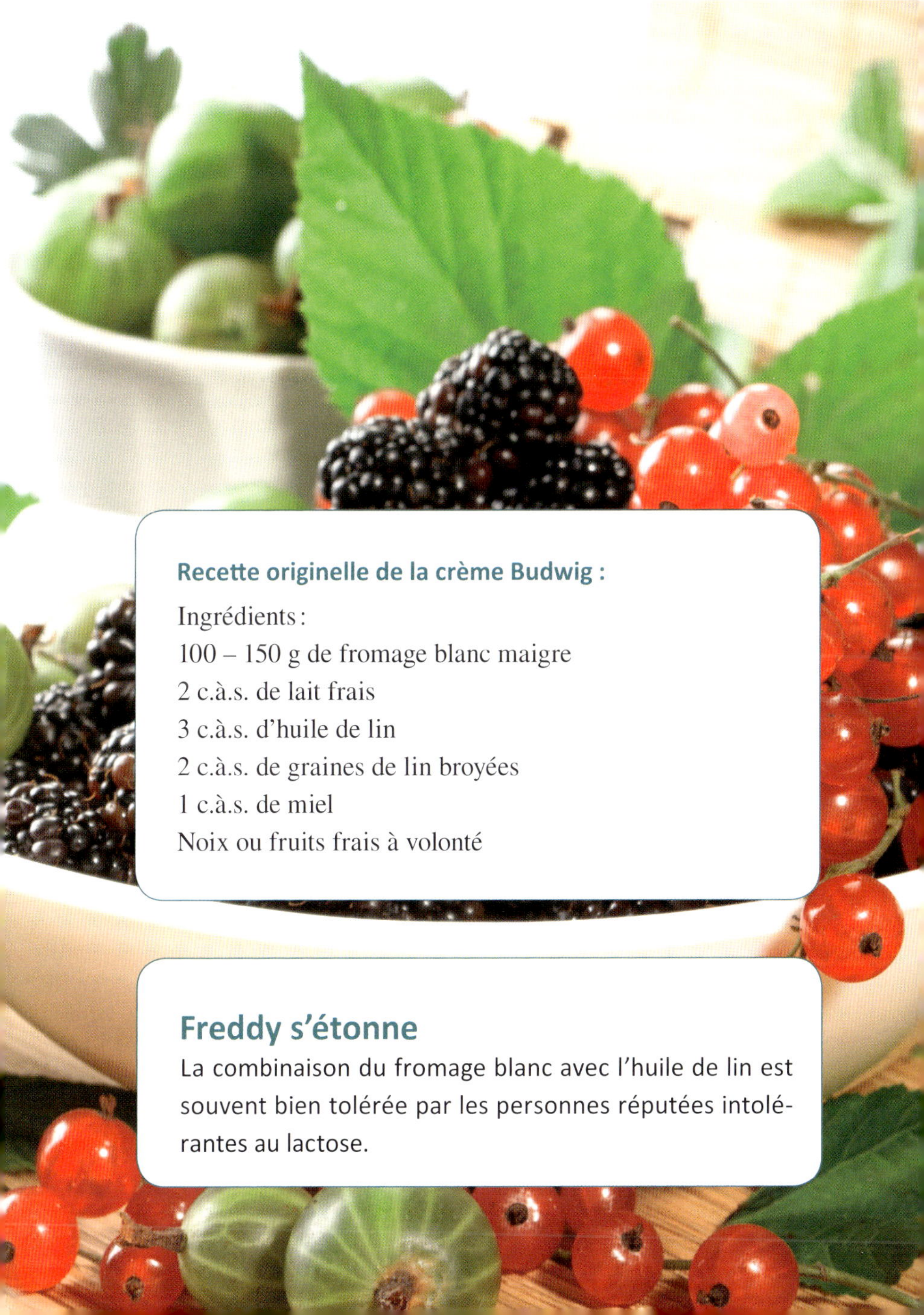

Ingrédients :
100 – 150 g de fromage blanc maigre
2 c.à.s. de lait frais
3 c.à.s. d'huile de lin
2 c.à.s. de graines de lin broyées
1 c.à.s. de miel
Noix ou fruits frais à volonté

Freddy s'étonne

La combinaison du fromage blanc avec l'huile de lin est souvent bien tolérée par les personnes réputées intolérantes au lactose.

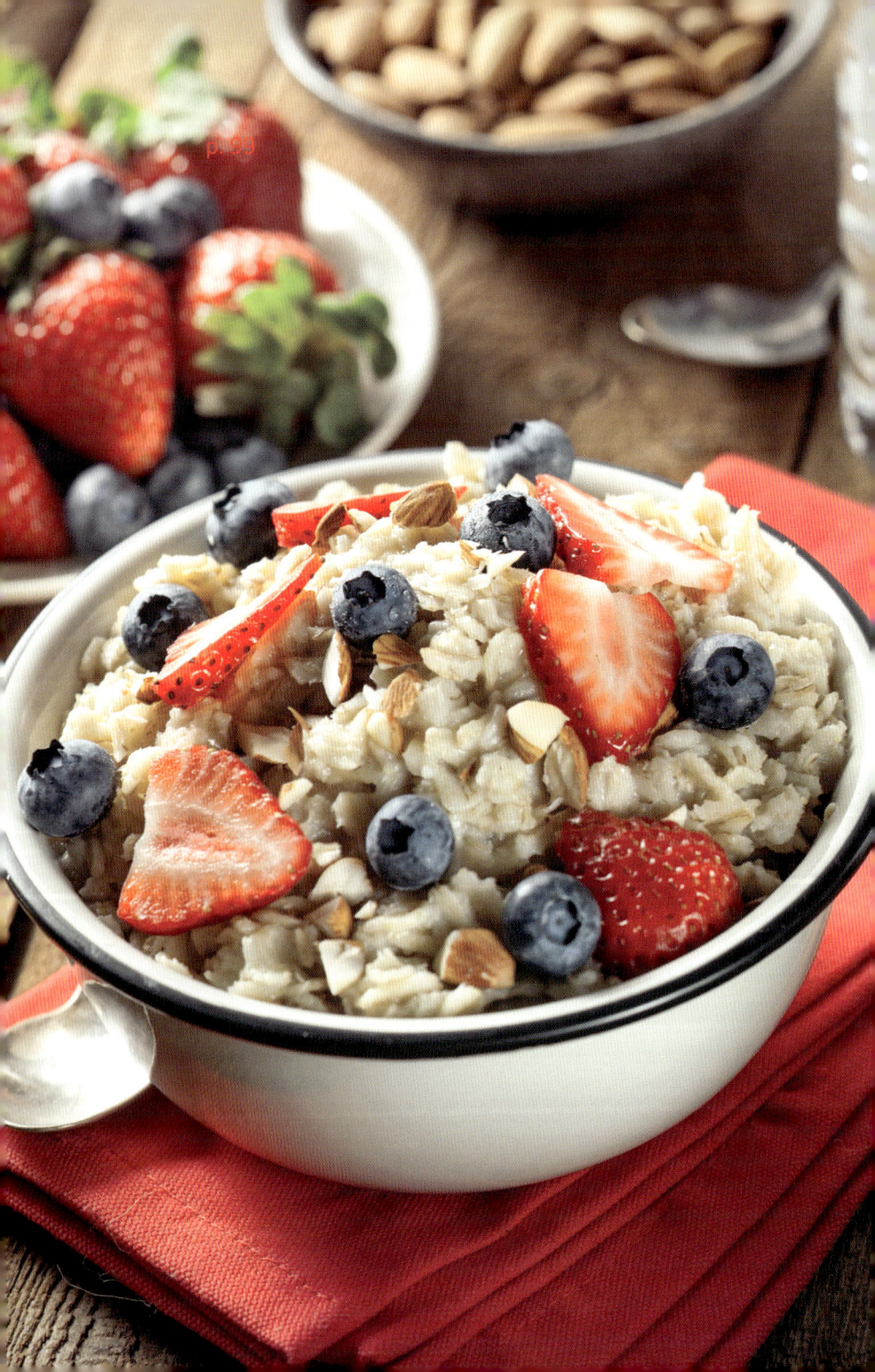

8

Les fibres, un lest bénéfique

Une source de santé pour Freddy

Les fibres alimentaires, ou matières inertes, sont souvent considérées comme quelque chose de lourd. Pourtant dans notre alimentation, ces substances qui ne se trouvent que dans les végétaux sont tout, sauf lourdes pour la digestion. Par ailleurs, elles sont souvent délicieuses.

Les fibres alimentaires sont la structure des végétaux, les fibres, peaux et parois cellulaires qui leur confèrent leur stabilité et permettent la croissance.

Les fibres gonflent dans l'estomac en absorbant les liquides corporels et alimentaires, ce qui contribue à la sensation de satiété. Les fibres régulent la consistance des selles en produisant un volume suffisant. Je peux extraire des fibres des minéraux et vitamines importants pour la santé. Les bactéries intestinales décomposent les fibres ; ce faisant, elles se multiplient et s'activent. C'est excellent pour la santé. Les fibres alimentaires sont également comme des balais et des éponges qui me nettoient en profondeur, veillent à la propreté et à l'élimination de toutes les toxines et même des métaux lourds et des pesticides. Malheureusement, l'homme moderne n'en absorbe en moyenne que 19 grammes par jour... c'est bien trop peu.

Tu peux faire quelque chose
pour changer la situation ?

Les 30 grammes de fibres qui sont recommandés chaque jour sont une vraie source de santé pour moi. Cela nous donne du travail, à moi et à mes muscles.

Les cinq conseils de Freddy pour une alimentation riche en fibres

> **Notion de ballast**
>
> Les fibres alimentaires portent en allemand le nom de « ballast », terme qui désigne en français une charge destinée à stabiliser un navire lorsque sa cargaison est trop légère. Cela illustre très bien le rôle essentiel de ces composants.

- Commencer dès le petit déjeuner : le porridge ou bouillie d'avoine est un bon choix, mais d'autres flocons de céréales font très bien l'affaire. On peut y adjoindre à volonté fruits, graines de lin, sésame, raisins secs et noix hachées menu.
- Adopte les céréales complètes, que ce soit pour le pain, les pâtes ou le riz, c'est une bonne façon d'atteindre la satiété et les 30 g par jour recommandés. À titre de comparaison : 100 g de pâtes complètes apportent environ 8,5 g de fibres, contre 3,5 g pour des pâtes blanches.
- Les noix sont idéales lorsque tu as besoin d'un snack. Les fruits, en particulier les baies, les salades et crudités sont une très bonne source de fibres.
- Si tu es convaincu de l'intérêt d'une alimentation riche en fibres, mais que tu as plutôt l'habitude du pain blanc, du riz blanc, des biscuits, etc. change en douceur. Car j'ai besoin de temps pour tout changement. Si tu consommes d'un coup de grandes quantités de fibres, tu risques de souffrir de flatulences, de lourdeurs et de spasmes.
- Bois beaucoup, éventuellement plus que d'habitude, car les fibres gonflent et se lient avec l'eau.
- Les cosses de psyllium ou le son de blé sont de bonnes sources de fibres alimentaires, mais sans apport hydrique suffisant, cela peut poser des problèmes.

Les meilleures sources de fibres

Inuline	88 g/100 g
Cosses de psyllium	80 g/100 g
Son de blé	49 g/100 g
Graines de lin	39 g/100 g
Abricots secs	17 g/100 g
Figues sèches	13 g/100 g
Flocons d'avoine	10 g/100 g
Châtaignes	8,5 g/100 g

Pourquoi les fibres favorisent-elles la satiété ?

On doit mâcher plus longtemps et plus fortement. Les fibres gonflent et restent plus longtemps dans l'estomac. Cela produit une sensation de satiété, c'est pourquoi les fibres jouent un rôle important dans les régimes amaigrissants.

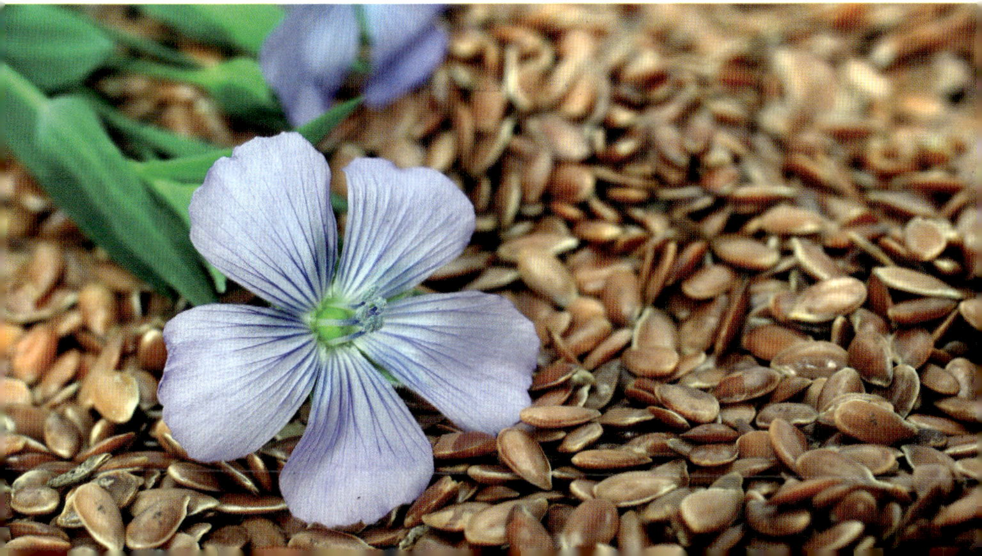

9

Freddy trinque à ta santé ! De l'eau, de l'eau, sans modération

Fais-tu partie de ces gens qui ne boivent pas suffisamment ? Je parle de l'eau bien sûr, de l'eau fraîche, claire, pure, sans adjonction de gaz carbonique ! Dans ce cas, il faut changer tout de suite !

Tu ne peux pas survivre plus de quatre jours sans aucun apport d'eau, alors qu'en buvant insuffisamment, tu peux vivre des décennies, mais ton corps souffre et se dessèche comme une plante.

De l'eau, il faut de l'eau ! Ton corps est composé de 75 % d'eau (et même 90 % au niveau du cerveau). Il est donc important de boire régulièrement, car le corps a besoin d'eau pour fonctionner : transporter les nutriments, les enzymes, les vitamines, les oligo-éléments et tout ce qui doit être éliminé comme déchets du métabolisme, toxines, excrétas, etc.

L'eau permet la circulation des sucs digestifs, du sang, de la lymphe et de tous les liquides organiques. Elle est indispensable au bon fonctionnement du métabolisme et du système cardiovasculaire. Si tu manques d'eau, le sang est plus épais, il s'écoule plus lentement et apporte moins d'oxygène à tes cellules.

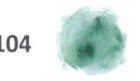

Conseils de Freddy sur la boisson

- Si tu souhaites bien commencer la journée, bois au réveil un grand verre d'eau, tiède de préférence. (C'est une question d'habitude, tu peux ensuite prendre du thé ou du café). Cela permet de compenser les pertes hydriques de la nuit et tout se met à couler.

- Il est conseillé de boire quotidiennement environ deux litres d'eau pour une personne qui pèse dans les 50 kg, trois litres pour 100 kg. Les besoins en eau sont fonction du poids, mais aussi de l'activité physique et de la température ambiante. En été, ces besoins sont plus importants.

- Avant les repas (environ une demi-heure avant), il est conseillé de boire un peu d'eau. Cela permet de neutraliser les sucs gastriques acides lors de leur passage dans l'intestin. On évite ainsi les brûlures d'estomac et les flatulences.

- Évite de boire en mangeant ou juste après le repas, car la dilution des sucs gastriques freine la digestion. Bois plutôt suffisamment d'eau entre les repas.

- L'eau plate est préférable à l'eau pétillante, car l'organisme doit aussi digérer les bulles de gaz carbonique.

Achète plutôt de l'eau minérale en bouteilles de verre, car le plastique peut dégager des substances toxiques.

- Ne bois pas trop chaud, pour éviter d'abîmer l'œsophage. Des études ont montré que les boissons très chaudes peuvent donner le cancer. Laisse refroidir le thé et les infusions à 65 degrés environ.

- L'eau pure et claire est préférable à toutes les autres boissons. On peut boire l'eau du robinet filtrée. Toutes les autres boissons comme le café, le thé, la bière, les jus de fruits ou le lait, sont moins efficaces pour purifier l'organisme. Les boissons contenant de la caféine ou de la théine stimulent l'activité rénale. Cette action diurétique fait éliminer beaucoup d'eau. L'idéal est de boire de l'eau pour compenser ces pertes.

- Avant le sport, l'entraînement et tout travail physique, il est conseillé de boire de l'eau, car le manque d'eau lié à la transpiration peut provoquer une baisse de la concentration et des performances et une sensation de faiblesse.

- Si tu manges peu de fruits et légumes, il faut boire plus d'eau. Les aliments végétaux, et surtout les fruits, couvrent une partie de nos besoins en eau.

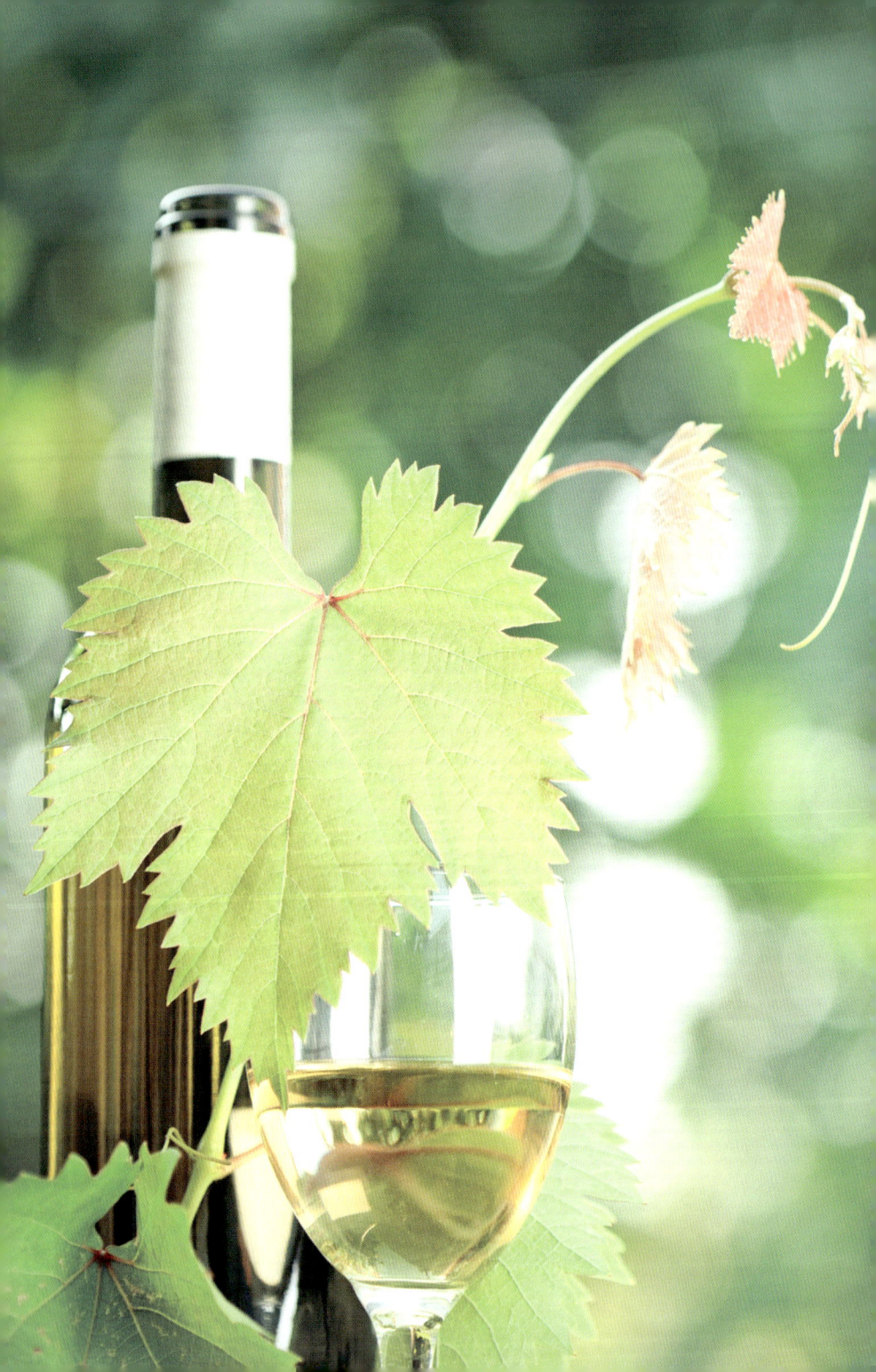

10

Boire un petit coup…
d'alcool, qu'en dit Freddy?

L'alcool est une drogue, même si tu n'aimes pas lire cette vérité et si tu fais partie des gens qui apprécient régulièrement un verre (ou plus) de vin ou de bière : l'alcool est un poison pour nos cellules.

Non seulement pour moi, dont les mauvaises bactéries coliformes prolifèrent dans l'alcool, mais aussi pour le foie, le cerveau et le cœur.

Sur son chemin dans l'organisme, depuis la bouche jusqu'à la vessie, l'alcool peut faire des dégâts considérables, en particulier sur mes muqueuses sensibles.

Résultat : des substances toxiques excrétées par les bactéries intestinales passent dans le sang. Le foie, organe chargé de la détoxication, doit réagir. Pendant qu'il s'occupe de ces toxines, il ne peut pas métaboliser les matières grasses et l'organisme stocke des graisses pathogènes. Et cela fait grossir.

En effet, un verre de bière apporte 105 calories, un verre de vin 85. Plus la teneur en alcool est élevée, plus son action dévastatrice est intense. Une consommation régulière d'alcool donne un tissu hépatique dur et noueux, mal irrigué, incapable de remplir correctement ses fonctions.

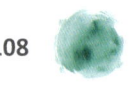

C'est vite fait de prendre l'habitude de boire un ou deux ou trois verres de vin ou de bière le soir ; on dit que cela aide à se détendre et à bien dormir. Pourtant, un tel sommeil est moins réparateur, la respiration est plus difficile, les ronflements plus fréquents. L'organisme est moins bien oxygéné.

Absolument pas d'alcool pour les enfants

Le cerveau et de nombreux organes encore en voie de développement sont perturbés par l'alcool. Attention : de nombreux aliments contiennent de l'alcool en guise de conservateur, que vous retrouvez sur la liste des ingrédients comme éthanol ou alcool éthylique.

Le conseil de Freddy

Sois très prudent avec l'alcool ! Tu peux trinquer pour les grandes occasions, ou boire de temps en temps un verre de vin rouge ou de bière, mais toute consommation d'alcool régulière et abusive est source de maladie, de surpoids et de mauvaise mine.

Et que dire des lendemains de fête…

La gueule de bois est un phénomène bien connu, fréquent après une soirée trop arrosée. C'est une intoxication alcoolique avec nausées, vertiges, maux de tête, fatigue, vomissements, tremblements et autres effets secondaires désagréables. Ces phénomènes résultent d'une inflammation des muqueuses.

« Quand on souffre de la gueule de bois, on ne peut pas voir dans le miroir de la salle de bain l'état déplorable de son estomac : rouge et enflammé » décrit le docteur Verburgh dans un livre sur les méfaits de l'alcool. Cet état est dû à l'acétaldéhyde, produit toxique issu de la décomposition de l'alcool, une substance qui adhère aux parois des cellules et bloque leur métabolisme.

L'alcool produit une déshydratation en entraînant les liquides, les minéraux et électrolytes dans les urines. Cela donne les maux de tête typiques, avec sensation de compression au niveau des tempes.

La meilleure chose à faire pour éviter cela : pas d'alcool, ou en quantité raisonnable !

En cas de gueule de bois :

- Boire abondamment de l'eau ou de l'infusion de mélisse.
- Rafraîchir la tête. Masser le front, les tempes et la nuque avec de l'huile essentielle de menthe diluée dans un peu d'huile. Cela donne une sensation de fraîcheur.
- Un café avec un peu de citron est un remède populaire contre la gueule de bois.
- Des fruits frais avec du miel aident à décomposer l'alcool.
- Aller marcher en respirant profondément. Cela stimule la circulation.
- Contre la mauvaise haleine, on peut mâcher une feuille de sauge ou du persil frais.

11

Que pense Freddy des compléments alimentaires ?

Oui ou non ? Oui et non !

Parfois, j'aimerais bien frapper à la paroi de ton ventre et te demander « S'il te plaît, j'aurais besoin de plus de vitamine B pour mes microorganismes » ou « Donne-moi donc un peu de magnésium, mes muscles en ont besoin pour assurer correctement leur mission ! » Comme je ne peux pas m'exprimer ainsi, je dois passer par le cerveau de la tête pour te faire comprendre ma demande : parfois, tu te sens fatigué, sans entrain, ou tu as des crampes, des troubles du sommeil, une baisse de forme, ou tu as soudain envie de manger quelque chose de précis, une pomme, du thé vert ou des myrtilles.

Quand tu absorbes ces produits, leurs composants comme les polyphénols (substances végétales secondaires) m'aident à réparer les parois cellulaires et à combler les espaces entre les cellules des parois intestinales. Elles ne laissent plus passer les toxines vers le sang, l'imperméabilité intestinale est restaurée. À certains moments, nous avons besoin, moi et le reste de l'organisme, de certains compléments alimentaires bien précis, surtout lorsque ton alimentation manque de diversité ou que tu dois fournir des efforts particuliers.

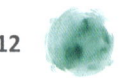
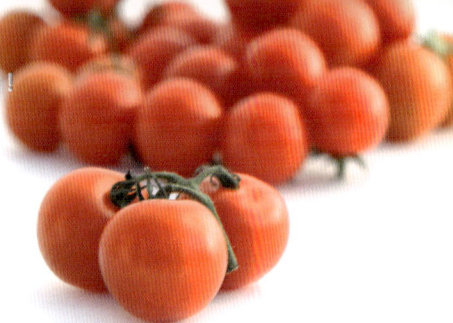

Fruits et légumes « tape-à-l'œil »

Peut-être crois-tu t'alimenter de façon saine et variée et couvrir ainsi tous les besoins de ton organisme ? Ce n'est pas forcément le cas !

Depuis des décennies, les fruits et légumes sont de plus en plus sélectionnés par rapport à leur aspect, et non à leur valeur nutritive. Ils doivent surtout être gros et colorés pour nous attirer au rayon frais des supermarchés.

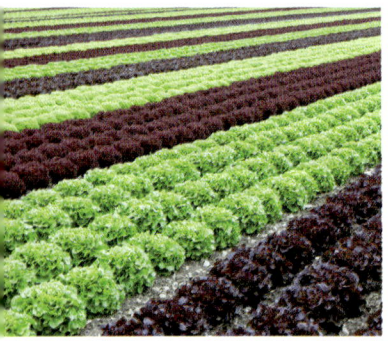

Mais les sols épuisés sont surchargés d'engrais et de produits chimiques. Les produits sont récoltés avant maturité pour être plus présentables, subissent des transports importants et des méthodes de conservation chimiques. Les cycles naturels ne sont pas respectés et on peut se demander quelles en sont les conséquences pour notre santé.

Une poire, par exemple, est bien plus saine lorsqu'elle peut mûrir au soleil au lieu de séjourner des semaines en chambre froide, enrobée dans du plastique.

De l'usage raisonné des compléments alimentaires

Le docteur Verburgh s'appuie sur des recherches scientifiques sur le vieillissement pour formuler les recommandations suivantes :

Il peut être utile de veiller à des apports supplémentaires de **magnésium** (de 330 à 660 microgrammes par jour) et de **vitamines B** : vitamines B1, B2, B3, B5, B6, B9 et B12 (aucun risque de surdosage). Les vitamines B1, B2, B3, B5 sont pour ainsi dire l'huile qui permet le bon fonctionnement de notre métabolisme, tandis que les vitamines B9 (acide folique) et B12 sont chargées de la production et de la protection de l'ADN. Les vitamines B sont immédiatement absorbées par l'intestin et distribuées dans l'organisme.

La vitamine D3 joue un rôle majeur dans tout le corps, mais sa carence est chose courante. La vitamine D est importante pour la construction de la masse osseuse. Elle influence positivement le système immunitaire et protège ainsi notre corps contre le cancer, les pathologies cardio-vasculaires et le diabète. Les femmes qui prennent régulièrement de la vitamine D sont réputées avoir moins de risques de cancer de sein et une espérance de vie plus longue.

Impossible d'en absorber de telles quantités !

« Il faudrait aujourd'hui manger 10 fois plus de fruits et légumes pour obtenir les mêmes quantités de vitamines et minéraux qu'il y a 50 ans », explique le Docteur Al Sears, pionner des soins anti-âge.

Le conseil de nombreux nutritionnistes, de se nourrir comme le faisaient nos grands-parents, ne marche pas forcément. Pour pouvoir combler nos carences, il faudrait constamment surcharger nos intestins.

La prise arbitraire de compléments alimentaires n'est pas non plus une solution miracle. Les erreurs de dosages peuvent être nocives.

On pourrait penser que le soleil nous apporte suffisamment de vitamine D, mais ce n'est pas toujours le cas. L'espèce humaine a vu le jour en Afrique, où le soleil brille en abondance. Mais aujourd'hui, nous vivons beaucoup à l'intérieur, nous déplaçons surtout en voiture et protégeons notre peau des méfaits du soleil à l'aide de crèmes et de vêtements, alors, *quid* des apports naturels en vitamine D ?

Les carences en vitamines D affectent surtout les systèmes immunitaire et nerveux, ce qui a des répercussions sur le physique et le mental : sclérose en plaques, dépression, cancers, maladies auto-immunes ou infectieuses.

Iode et sélénium sur avis médical

Le docteur Verburgh recommande également des compléments alimentaires à base d'iode et de sélénium, ce dernier étant particulièrement bénéfique pour le système immunitaire. On peut le prendre sous forme de capsules de levure au sélénium, à raison de 100 microgrammes par jour.

L'iode est très important pour le métabolisme et pour stimuler les processus énergétiques. Il doit être pris sur avis médical, car tout surdosage présente des risques.

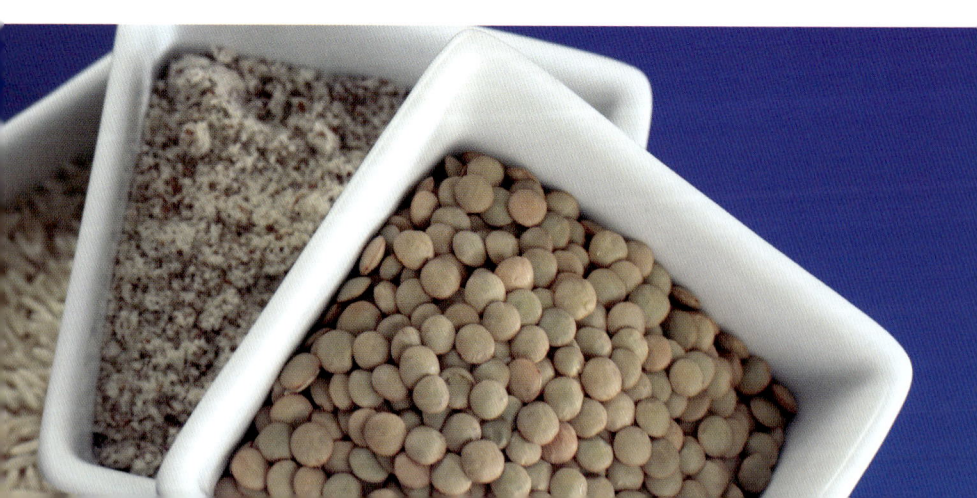

Sources naturelles

On trouve le **magnésium** par exemple dans certaines eaux minérales, céréales complètes, la levure de bière, le germe de blé, le son de riz avec germes, les noix, les châtaignes, la viande, les fruits secs et les légumes verts.

Le **sélénium** est présent dans les produits à base de céréales complètes, les champignons et surtout dans les oignons et l'ail. Il se trouve également dans les produits à base de noix de coco, comme l'huile de noix de coco ou les flocons, les noix, le millet et les céréales complètes.

Les principales sources de **vitamines B** sont le germe de blé, le son de riz avec germes, les bananes, la mâche, le chou vert, les épinards, le maquereau et la viande de bœuf.

La **vitamine D** se trouve dans les poissons comme le maquereau, le saumon ou le hareng, mais aussi dans le jaune d'œuf, le fromage, la levure et les produits céréaliers.

Le conseil de Freddy

Les compléments alimentaires ne sont pas des bonbons ! Il est utile de procéder à une analyse de sang pour choisir les compléments dont on a besoin. Mais aucun comprimé ne peut remplacer pour notre santé tous les nutriments présents dans les légumes, les fruits, les légumineuses, les noix et autres aliments naturels de qualité.

12

Freddy aime la détente – lâche prise et relaxe-toi !

Ressens-tu fréquemment des **ten**sions dans le dos ou la nuque ? Dans ce cas, il y a fort à parier que le reste de ton corps est aussi tendu.

Les tensions se répercutent dans tout le corps et j'en souffre également. Tes contractures limitent ma puissance et m'empêchent de faire correctement mon travail.

Pour que l'intestin soit sain et détendu, il faut que tout le bonhomme soit dans cet état.

Comment déceler les tensions

Le stress est un phénomène naturel que nos ancêtres ont également connu chaque fois qu'un danger les menaçait. Leur réaction : l'attaque ou la fuite.

Mais toi, quand tu es stressé, tu remontes les épaules, tu serres les dents, tu serres les poings : ton tonus musculaire augmente. Et tu n'en as même pas conscience, car cela se produit souvent et partout, que ce soit au bureau, à la maison, au volant de ta voiture et même devant la télévision, lorsque tu regardes un film policier. Pourtant, il y a quelque chose à faire.

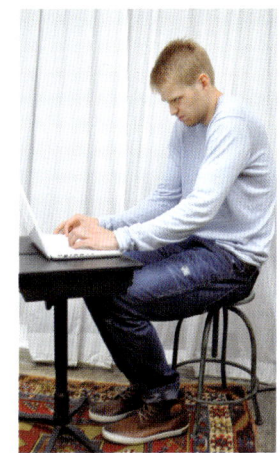

Les meilleurs exercices de détente

Yoga

Le yoga est source de santé sur tous les plans. La pratique des différentes postures aide à dissoudre les tensions corporelles. Le corps devient plus fort et plus souple, y compris les muscles du dos et du ventre et l'intestin est mieux entouré.

Relaxation musculaire progressive

Cette technique consiste à contracter consciemment les muscles, puis à les détendre. Les groupes de muscles sont pris isolément, de la tête aux pieds, et serrés quelques secondes, puis relâchés consciemment durant 30 à 45 secondes.
Cette méthode conçue par le médecin américain Edmund Jacobsson (1888-1976) permet de sentir clairement la différence entre tension et détente. Note organisme s'entraîne ainsi à ne plus subir inconsciemment les attaques du stress.

Qi-gong

Cette technique chinoise combine exercices de méditation, concentration et mouvements. Elle vise à harmoniser et réguler les flux de l'énergie dans le corps.

Tai Chi

Les séries de mouvements du Tai-chi sont fluides. Elles ont pour objet d'équilibrer la tension corporelle, la détente, la respiration et l'attention.

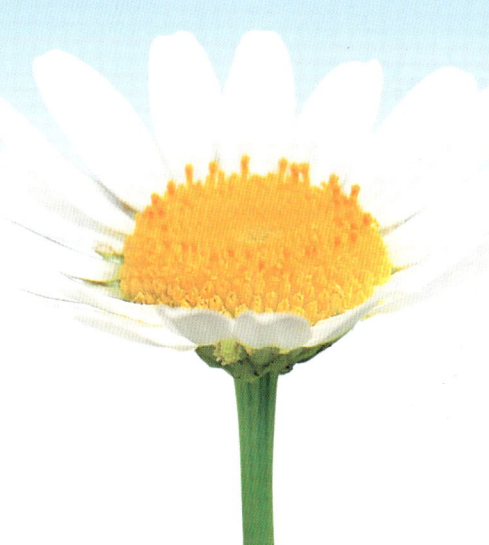

Méditation quotidienne

(Voir aussi méditation du ventre)

La méditation quotidienne contribue à détendre le corps et l'esprit.

Elle offre un espace intérieur de sérénité et protège contre le stress.

13

Freddy adore le sport et le jeu – allez, on bouge !

Jusqu'à il y a 8 000 ans, nos ancêtres chasseurs cueilleurs parcouraient facilement 15 kilomètres par jour. Et toi, que fais-tu ? Fais-tu partie de la grande majorité qui ne marche pas plus de 500 mètres et reste neuf heures et plus en position assise ? Mais ton corps est toujours fait pour bouger ! Alors, pas étonnant que tes muscles régressent, que tes tendons et ligaments raccourcissent et que ton métabolisme intérieur se mette au ralenti. Moi aussi, je deviens paresseux, à force de manquer d'exercice. D'où les flatulences, lourdeurs, constipations. Je me sens à l'étroit, comme si j'étais en cage.

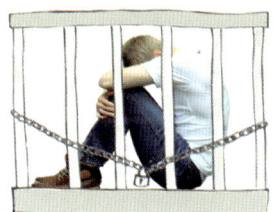

Le premier pas commence dans la tête

Si tu bouges régulièrement, la circulation est stimulée et ton corps reçoit plus d'oxygène indispensable. Ton cœur bat régulièrement, je deviens aussi plus actif, tous tes organes sont mieux oxygénés et les risques de pathologie et surpoids diminuent.

Les meilleurs sports pour le bien-être de Freddy

La marche, la randonnée, la marche nordique, la natation et le jardinage. Régulièrement ! Quand on marche d'un bon pas, les bras se balançant librement et le corps détendu, Freddy se balance aussi dans le ventre et il reçoit beaucoup d'air frais. La tranquillité de la nature contribue à la détente et au bien-être.

Se balancer légèrement ou marcher sur place sur un trampoline est excellent. Nul autre appareil n'arrive à stimuler le corps d'une façon aussi chouette. Cela stimule la circulation lymphatique, irrigue les plus petits capillaires, renforce les tissus, apporte de l'oxygène à toutes les cellules, et, en plus, cela te met de bonne humeur, surtout si tu le fais en musique !

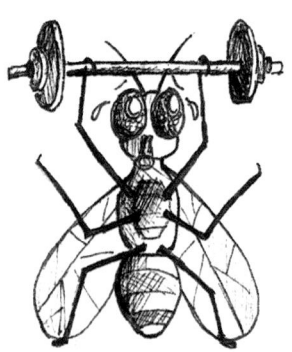

Freddy apprécie presque toutes les sortes de sport, sauf les sports extrêmes. Chacun peut donc trouver la forme d'activité qui lui convient, où il se sent bien et pratique avec plaisir. Attention ! Les efforts éphémères ne valent rien ! Et il ne faut surtout pas s'arrêter en hiver.

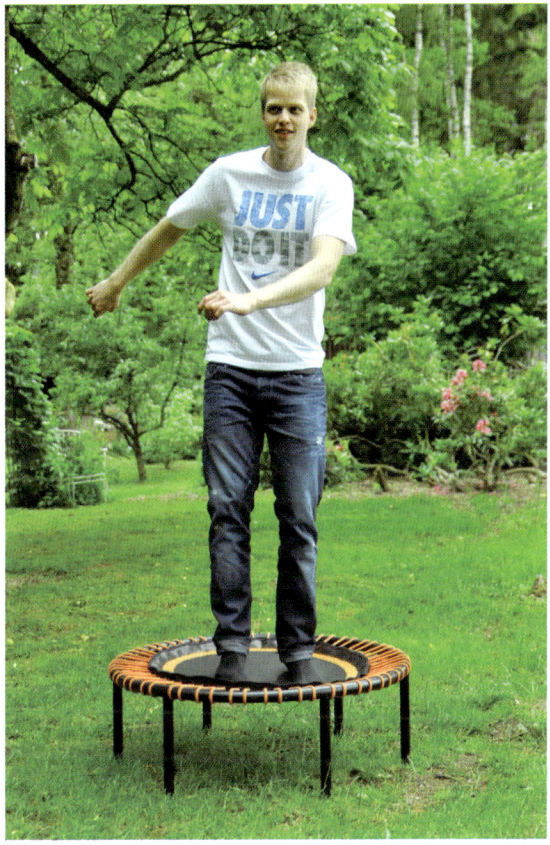

Le conseil de Freddy

Le mouvement idéal pour ton corps est la marche : à un bon rythme, pas trop lente, et au moins une demi-heure chaque jour.

14

Le rêve de Freddy : une flore luxuriante

Le monde des bactéries intestinales

J'abrite plus de 100 milliards de bactéries intestinales et elles sont géniales. Elles m'aident à extraire de l'énergie de la nourriture (elles contribuent donc à faire de toi un gros ou un maigre) ; elles influencent le système immunitaire ; elles produisent des vitamines importantes, comme les vitamines K ou B ; elles participent à l'élimination des toxines, en particulier les poisons environnementaux ; elles agissent sur les taux de sucre et de cholestérol dans le sang ; elles alimentent mes cellules intestinales par les produits de leur métabolisme.

Elles garantissent le bon état des intestins, les protègent contre les germes pathogènes et veillent sur la santé des cellules. C'est déjà beaucoup !

Les chercheurs ont encore du pain sur la planche

À ce jour, tous mes « auxiliaires » n'ont pas encore été étudiés, loin s'en faut. J'ai encore beaucoup de secrets que nul n'a découverts. On ne connaît à ce jour qu'une centaine de souches bactériennes, malgré tous les efforts de la recherche. De plus, la colocation intestinale n'abrite pas que des bactéries, mais aussi des champignons et des virus.

La flore intestinale détient la clé du corps de rêve

La composition de mon étrange mélange bactérien dépend de ton héritage, de ton mode de vie, de ton âge, et surtout de ton alimentation. Que l'on soit maigre ou gros, notre poids est justement lié à la diversité. Le professeur Michaela Axt-Gadermann a étudié en détail comment tout cela fonctionne. Ses recherches ont établi qu'avec une flore intestinale adaptée, chacun peut atteindre le poids dont il rêve et mener une vie saine.

Les bactéries produisent également des substances qui nous rendent heureux ou malheureux. Le docteur Axt-Gadermann démontre que l'intestin joue un rôle important pour notre santé. Le stress et les peurs modifient la flore intestinale et affaiblissent les bonnes bactéries. Et il est tout à fait illusoire d'essayer de rectifier le tir avec du chocolat ou des sucreries. Cela n'apporte qu'un soulagement provisoire, détruit les germes précieux et nourrit les souches bactériennes responsables du surpoids. Les bactéries « amaigrissantes » se font la malle. Ainsi, le stress n'est pas seulement néfaste pour le système cardiovasculaire, mais, en plus, il fait grossir.

En cas de stress, commencez toujours par respirer profondément et vous calmer. De nombreuses méthodes peuvent vous aider, à commencer par le massage du ventre en douceur.

Près de 30 pathologies sont en lien avec une flore intestinale non intacte. Ces perturbations peuvent résulter de traitements antibiotiques ou autres médicaments forts, d'une alimentation inadaptée, voire de mesures d'hygiène exagérées.

Réserver les antibiotiques aux urgences

Ne prenez pas des antibiotiques au moindre rhume ou à la première cystite, car cela détruit la flore intestinale. Attention également aux viandes provenant d'élevage industriel, elles peuvent recéler des résidus d'antibiotiques. Une grande prudence est recommandée pour tous les aliments qui ne proviennent pas de l'agriculture biologique.

L'eau du robinet, riche en chlore, est aussi mauvaise pour notre flore intestinale ; on sait bien que si l'eau de la piscine est chlorée, c'est pour détruire les bactéries.

Quand vous voyagez à l'étranger, évitez de consommer l'eau du robinet chlorée, même pour vous brosser les dents.

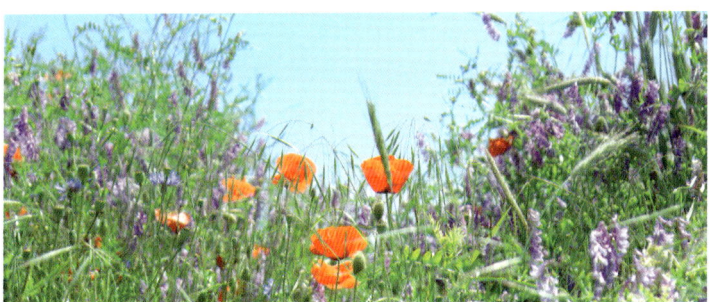

Comment s'épanouit la flore intestinale de Freddy Gère

Deux pommes par jour peuvent favoriser la prolifération des bactéries bifidus amaigrissantes. La pectine contenue dans la peau des pommes chasse les bactéries de l'acide lactique et autres Enterobacter.

Mais une pomme ne suffit pas. Un intestin sain profite également des endives, asperges, oignons, champignons, noix et produits à base de soja.

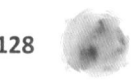

Prébiotiques et probiotiques, un festin pour les bactéries

Les prébiotiques sont pour ainsi dire les aliments des bactéries intestinales, auxquelles ils permettent de bien faire leur travail et de proliférer. Les prébiotiques ne sont pas digérés dans l'estomac, ils arrivent donc intacts dans l'intestin, où ils offrent un véritable festin aux bactéries.

Les prébiotiques se trouvent par exemple dans l'inuline, les panais, poireaux, endives et artichauts.

Les bactéries probiotiques accompagnent l'être humain, vivent et meurent avec lui. Elles sont indispensables à la vie.

Dans une flore intestinale saine, elles se sentent bien. Quand on se nourrit de manière équilibrée et qu'on absorbe par exemple des aliments conservés dans le vinaigre ou lacto-fermentés, comme les cornichons, la choucroute ou le fromage, on absorbe des probiotiques. Ces aliments fermentés contiennent des enzymes et des bactéries actives. Une tasse de café ou de céréales torréfiées est également recommandée.

Lorsque la flore intestinale est dégradée, il faut consulter son médecin pour prendre éventuellement des compléments de probiotiques.

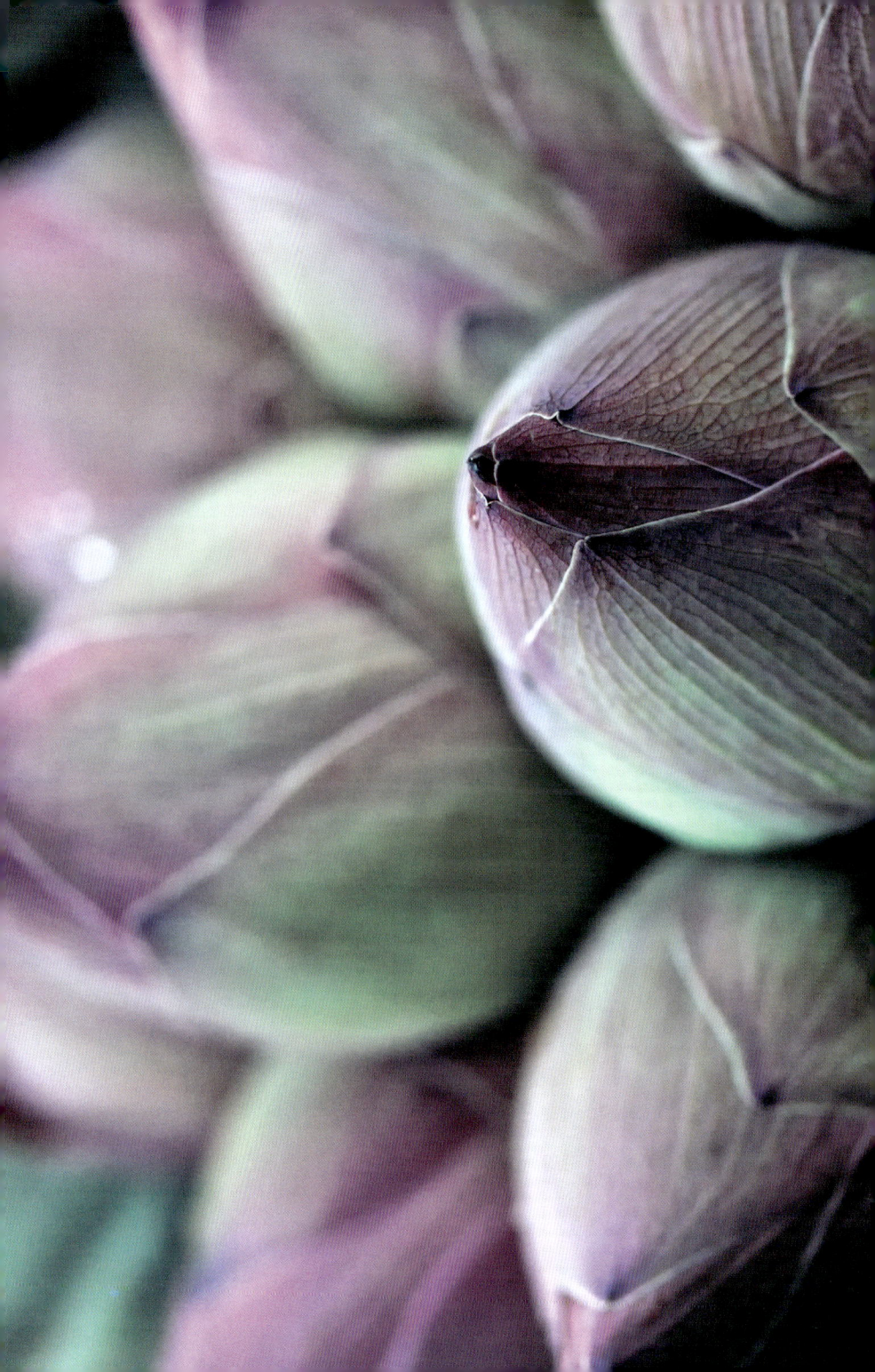

15

Quand Freddy est malade

Aïe, aïe, aïe, j'ai mal au ventre !

Souvent, c'est simplement de ta faute si tu as mal au ventre. Qu'est-ce que tu as encore ingéré ? La cause la plus fréquente des douleurs gastriques est le stress, une nourriture indigeste, trop chaude, trop froide, trop grasse, trop sucrée, trop abondante – ou des aliments frelatés avec des bactéries de putréfaction.

Tisanes et bouillotte à la rescousse

Pour **soulager le ventre**, on peut prendre des infusions de camomille, cumin, fenouil, gingembre, anis, mélisse ou menthe. Une bouillotte ou un enveloppement chaud au vinaigre ont aussi un effet apaisant. La diète est fortement recommandée pour mettre l'estomac au repos.

Flatulences et ballonnements

C'est vraiment désagréable d'avoir des gaz dans le ventre avec des ballonnements, et même parfois des spasmes douloureux de l'intestin.

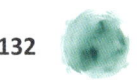

D'où cela vient-il ? Souvent d'avoir mangé et bu trop vite. J'ai du mal à digérer les gros morceaux. Les aliments trop riches, comme le chou, les légumineuses, diverses sortes de légumes, la viande grasse, l'excès de sucre, mais aussi de crudités, peuvent être difficiles à digérer, selon les cas.

Les crises de flatulences peuvent survenir quand on change brusquement d'alimentation, avec trop de crudités ou une nourriture trop riche en fibres. Mais elles peuvent aussi être liées au stress, à la peur ou à la dépression.

La mastication, meilleur remède contre les flatulences

Mâcher, mâcher, mâcher. La préparation idéale de la digestion, c'est la mastication. Cela permet d'être rassasié avec moins de nourriture, et sans sensation de lourdeur. Chaque bouchée devrait être mâchée au moins 20 fois. Certaines personnes s'exercent même à mâcher jusqu'à 50 fois. Une bonne mastication réduit la hausse de la glycémie. L'organisme n'a pas à délivrer d'importantes quantités d'insuline après un repas riche en glucides et les risques de diabète sont réduits.

Les nerfs deviennent plus sensibles au goût des aliments.

Des compresses d'huile de cumin sur le ventre aident à soulager les flatulences. L'action du cumin combinée à celle de la chaleur est antispasmodique. Boire de l'eau ou une infusion de fenouil, bien chaude si possible, cela détend.

Quand Freddy est irrité

Le côlon irritable est la plus fréquente pathologie de la sphère gastro-intestinale dans nos sociétés dites « évoluées ». Cela se traduit par un ventre douloureux, avec constipation ou diarrhée et flatulences. Les symptômes touchent tout l'appareil digestif.

Les crises sont déclenchées par le stress, et souvent par une alimentation inadaptée. Dans les cas difficiles et tenaces, un examen médical s'impose pour identifier les causes des troubles.

Le côlon irritable peut être soigné par l'homéopathie. Si c'est la colère qui perturbe l'estomac, prendre Chamomilla D12 ou Ignatia D12, 5 granules deux fois par jour. Nux vomica D6, efficace contre les maux d'estomac, doit toujours être présent dans votre pharmacie : 5 granules trois fois par jour.

Se masser le ventre en douceur est une thérapie hautement recommandée. Il faut également se mettre au régime. En cas de crise aigüe, le charbon actif est un remède traditionnel efficace, sans effets secondaires. Il possède une très grande surface spécifique, qui lui permet d'absorber les molécules pathogènes.

Aucune chance pour le champignon Candida albicans

Les mycoses affaiblissent surtout le système immunitaire. Lorsque les défenses de l'organisme sont occupées à lutter contre cette infection, elles négligent la protection contre d'autres agents pathogènes. Un intestin acide est propice à l'installation des Candida.

Un traitement holistique nécessite une alimentation basique et la multiplication des probiotiques sains. Il faut donc à tout prix éviter le sucre et les produits à base de farine blanche. La grenade est un remède naturel : elle contient des punicalagines qui combattent les champignons. L'ail, l'huile de coco et l'argent colloïdal sont également efficaces contre les mycoses.

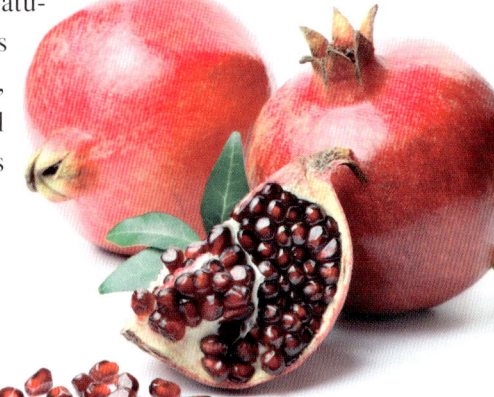

On n'a jamais vu de cheval vomir

Comme de nombreux animaux, le cheval ne peut pas vomir, son cardia (muscle qui commande l'entrée de l'estomac) ne s'ouvre que dans un sens. Toi, tu as de la chance, tu peux vomir. La « police intérieure de ton corps » reconnaît souvent les aliments frelatés ou les agents pathogènes dès l'estomac. Cela déclenche des nausées.

Tu te mets à saliver abondamment : cette salive est destinée à protéger tes dents de l'acidité gastrique. Ensuite, l'estomac et l'intestin font des vagues en sens opposé pour repousser le bol alimentaire vers le haut.

En cas d'intoxication alimentaire, le vomissement sert à évacuer les substances toxiques. Il est en effet préférable de rejeter les poisons que de les conserver et être sérieusement malade.

Selon Giulia Enders, « vomir n'est jamais une punition de la part du ventre, mais plutôt un signe que le cerveau et l'intestin se sacrifient pour nous jusque dans leurs retranchements. » Après cet acte violent, un peu de douceur s'impose. Plus tard, tu pourras prendre une soupe chaude et des aliments faciles à digérer, comme une biscotte.

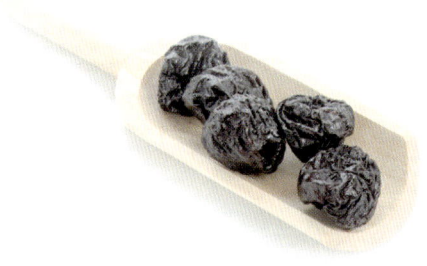

La menthe et la camomille soulagent les nausées

Verser de l'eau bouillante sur trois rondelles de gingembre et boire par petites gorgées. On peut aussi mâcher une rondelle de gingembre ou la poser sur la langue. Cela apaise l'envie de vomir. Pour se détendre, l'idéal est de s'allonger sur le côté et de respirer profondément.

Quand Freddy n'arrive pas à « faire sa commission »

Tu connais sûrement aussi la constipation, par exemple quand tu es en voyage. Lorsque les intestins sont paresseux, cela donne de la constipation. On peut parler de constipation quand on ne va pas à la selle plus de trois fois par semaine. Ce trouble du fonctionnement intestinal est lié à une mauvaise alimentation, ainsi qu'à un manque d'eau et d'exercice physique.

Les lavements doivent rester l'exception. Ils peuvent faire perdre des minéraux importants et, en plus, ils me rendent tout mollasson.

Un bon remède de grand-mère, toujours aussi efficace, est le pruneau sec. Selon une étude publiée par l'autorité européenne de sécurité alimentaire, EFSA, les pruneaux contribuent à réguler le transit.

Leurs fibres non solubles favorisent l'expulsion des selles. Les polyphénols contenus dans les prunes sont absorbés dans l'intestin grêle et stimulent son activité. Il n'est pas nécessaire de faire tremper les fruits secs.

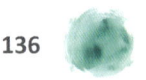
Le conseil de Freddy

Se masser doucement le ventre est un bon remède contre la constipation : cela stimule le péristaltisme (contractions des muscles) et favorise la digestion.

Freddy aux toilettes

Ce qui sort du pot d'échappement d'une Maserati est bien plus dégoûtant que le résidu de mon travail. Et pourtant, ce n'est pas si facile de parler des matières fécales, tous les mots les désignant semblant déjà répugnants, sans parler des odeurs ! Et pourtant, pas de travail sans copeaux !

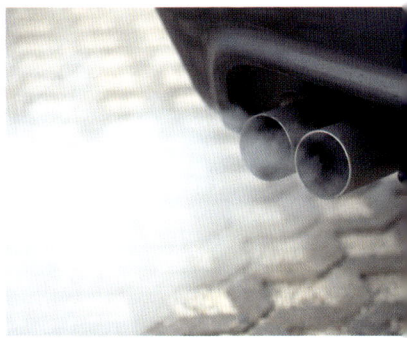

Quelques faits

Un être humain produit environ 100 kilos de « résidus solides » par an. Les fèces sont composées de composants indigestes des aliments, de produits du métabolisme, de liquide, d'agents gonflants et de fibres solubles dans l'eau.

Les hommes sont différents, leur digestion également. Certains vont aux toilettes trois fois par jour, d'autres tous les deux jours seulement. En général, chaque « séance » donne 100 à 300 grammes de produit fini.

Les toilettes classiques sont le trône avec la cuvette suspendue.

Pour Freddy, l'évacuation serait plus facile en position accroupie, plus physiologique, car l'intestin est moins replié.

Alors, pourquoi ne pas disposer un petit tabouret devant les toilettes ?

Prends le temps nécessaire pour « faire tes affaires ». Ce que Freddy n'aime pas du tout, ce sont les lingettes, qui sont le plus souvent imbibées de produits chimiques. Est-ce que tu aimerais t'essuyer la bouche avec des lingettes après le repas ?

Recommandation de Freddy

Pas de fausse honte lorsqu'il s'agit des soins d'hygiène de votre postérieur. L'idéal est de se laver à l'eau tiède dans un bidet après chaque selle. On trouve désormais des bidets pratiques à installer dans la cuvette des toilettes, pour un coût raisonnable.

On peut aussi prendre une douche brève pour se laver les fesses. S'enduire l'anus avec de l'huile d'amandes douces après cette toilette peut aider à prévenir bien des problèmes. C'est comparable au baume ou à la crème qui évite d'avoir les lèvres sèches.

16

Les meilleurs conseils de Freddy avec des étoiles

Trois étoiles   conseil pour chaque jour

Deux étoiles   conseil éventuel pour chaque jour

Une étoile   si nécessaire

Ces « conseils d'élite » me font du bien. La plupart ont fait leurs preuves sur presque tous les intestins.
Des études scientifiques sérieuses ont établi l'efficacité de la plupart de ces conseils, tandis que d'autres sont basés surtout sur mon expérience personnelle.

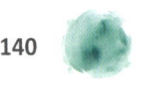

Boire et manger

Boire un ou deux verres d'eau chaude le matin au réveil, avant le petit déjeuner, par petites gorgées (et idéalement, aller tout de suite sur le trampoline, cela stimule tous les liquides du corps en une circulation harmonieuse).

À essayer

(Un conseil : disposer la veille au soir une thermos d'eau chaude à côté du lit.)

Huile de lin   Bourrée d'oméga-3, c'est un produit génial.

Noix   Le snack idéal pour les petites faims entre les repas, excellentes pour la santé, elles aident à faire le plein d'énergie.

Porridge   Bouillie de flocons d'avoine, à préparer avec du lait de soja ou d'amande et des fruits. Très nourrissante et digeste, elle rassasie pour toute la matinée. Réserver le pain, complet de préférence, pour les week-ends.

Persil   À semer sur le bord de la fenêtre ou dans le jardin. Verdure miracle !

Curcuma À associer au poivre, pour déployer son plein effet. Se marie avec presque tous les plats. Remède miracle jaune universel.

 Choucroute Maison ou de la boutique bio. Apporte directement à l'intestin de bonnes bactéries (probiotiques).

Manger intelligemment

 Manger lentement, en pleine conscience avec tous ses sens, mâcher, mâcher, mâcher…
Cela me facilite le travail de digestion, permet d'être rassasié plus tôt et de garder la ligne.

 Manger trois fois par jour, en espaçant les repas de quatre heures si possible. Ainsi, l'intestin et les autres organes, y compris le pancréas, peuvent faire leur travail tranquillement et même se reposer.

 Manger léger le soir, et plus après 18 heures. Cela permet à tous les organes de se régénérer.

 Boire : de l'eau fraîche, pure, non gazeuse, deux litres par jour.

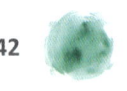

Conseils pour être en super forme

 Respirer profondément par le ventre, toujours ! Ne pas rester sur cette respiration thoracique superficielle typique des états de stress. Bien respirer permet de s'oxygéner et de faire de la place pour le ventre à chaque respiration.

 Ne jamais rentrer le ventre. Je n'aime pas être à l'étroit.

 Se masser le ventre en douceur (tous les jours ! ! !) Il y a au moins 100 bonnes raisons de le faire.

 Une bouillotte d'eau chaude sur le ventre, le plus souvent possible, et pas seulement l'hiver. J'aime la chaleur.

 Méditation et yoga : enfin un peu de repos !

À vos marques, prêt, partez !

 Marcher, randonner, faire de la marche nordique. Quittez votre fauteuil et votre chaise, laissez tomber l'ordinateur et la télé. Je n'aime pas être toujours à l'étroit. La sédentarité fait presque autant de mal que le tabac.

 Basculer et sauter légèrement sur le trampoline (je ne saurais trop vous le recommander).

 Nager, glisser en apesanteur. Cela me permet de me détendre d'une façon très agréable, comme suspendu en bas.

Jardiner, cela apporte du bonheur, et pas seulement pour le corps.

Conseils « pour l'âme »

- Apprécier de bons repas, parfois aux chandelles, et le plus souvent possible en plein air
- Faire du thé une célébration
- Rencontrer ses amis
- Se dorloter
- Se taire
- Aider les autres
- Avoir un animal de compagnie
- Lire
- Regarder la mer
- Se coucher sous un arbre
- Aller dans la nature en toutes saisons
- Rire
- Aimer
- Chanter
- Jouer de la musique ou en écouter
  (j'adore France Musique et France Culture)
- Se blottir au coin du feu
- Être cool
- Prier
- Faire confiance

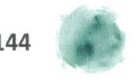

À éviter

- Sucre
- Lard et autres graisses animales
- Aliments aux arômes chimiques
- Plats préparés
- Fast food
- Chips
- Avaler rapidement
- Grignoter tout le temps
- Les fraises en hiver
- Manger en marchant ou en conduisant
- Alcool – avec modération
- Antibiotiques – uniquement en cas d'urgence
- Le tabac
- Le stress inutile
- Rester assis trop longtemps
- Dormir trop peu
- Le sport en excès
- Tester des régimes
- Râler
- Être jaloux
- Broyer du noir
- Vouloir avoir toujours plus

Remerciements

Je te remercie sincèrement, cher Freddy. Tu m'as inspirée tout au long de l'écriture de ce livre. Ta sensibilité et ton charme se sont glissés dans le texte. Si quelqu'un doute de ton existence, qu'il pense au Petit Prince de Saint-Exupéry : tout le monde voit tout de suite apparaître cet être enchanteur. Il donne vie à la personnalité littéraire de l'auteur et à ses conceptions sur la sagesse.

Freddy, tu es maintenant notre Petit Prince, notre symbole de santé et de joie de vivre, et tu existes en vrai. Quand nous nous massons le ventre avec douceur, nous pouvons de sentir « pour de vrai ». Je remercie particulièrement mon éditeur Werner Vogel et son neveu Martin Büttner, qui m'ont permis d'écrire ce livre afin de transmettre tant d'incitations à une vie saine.

Ce projet a été évoqué lors de notre dernier séminaire de méditation dans le monastère bénédictin de Hünfeld. Peut-être cette idée est-elle née de la pratique du massage du ventre, que de nombreuses participantes ont testée avec moi.

Un livre comme celui-ci demande beaucoup de recherches. Je me suis donc plongée dans le sujet durant des mois, sans écrire la moindre ligne. J'étais occupée à construire dans ma petite ferme un nouveau parterre surélevé, réparer la clôture des chevaux, élever deux petits canetons coureurs indiens dans ma salle de bains, et tout cela en pensant à Freddy. Je lisais, faisais des recherches, prenais des notes jusque tard dans la nuit.

Le délai de remise du manuscrit approchant, j'ai vu qu'il me fallait de l'aide pour écrire. J'ai passé une petite annonce dans l'hebdomadaire local : « Auteure cherche aide pour saisir son

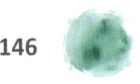

texte », et plus de 40 personnes y ont répondu, des femmes au foyer, des gérants d'entreprise, et même deux lycéennes, Swantje Nickelsen (17 ans) et Marleen Köller (18 ans). Elles ont été mes « anges ». Elles venaient toutes deux d'avoir leur bac avec mention très bien (!). Nous nous sommes rencontrées presque tous les jours, mais nous n'avons pas fait que saisir le texte, nous avons fait bien des expériences, comme de mâcher 50 fois un morceau de pain. Quel est le goût du chocolat à 99 % de cacao ? C'est comment, le trampoline, etc. ? Merci ! Et merci à Marleen pour les belles illustrations du livre. Les deux jeunes femmes, très inspirées, se sont mises à suivre les conseils de Freddy. Des biscuits ? Non, merci !

Merci également à ma chère Silke Maiwald, assistante de gestion, qui a également répondu à l'annonce et qui m'a aidée à structurer le texte. C'est souvent difficile quand on a un tempérament d'artiste, et Silke a fait preuve de beaucoup de patience. Merci également à mes amies « spécialistes », Katherina Hoffmann, interniste, Sabine Linek et Vera Kafka, naturopathes, qui ne sont jamais lassées de discuter avec moi sur la santé. Et merci à ma « sœur monastique » et conseillère en nutrition, Ursula Hoff, qui m'a donné constamment de la force par téléphone.

Bien sûr, la santé est aussi affaire d'hommes. Cher Peter Axt, tu n'as cessé de me demander : « Est-ce que cela a bien été établi de façon scientifique ? », ce qui m'a poussé à faire encore plus de recherches. Tu es un merveilleux conseiller de haut niveau et un ami.

Merci à Jari, que serait ce livre sans toi et Freddy ? Mon amie Susanne Riedel t'a photographié, en représentation de Freddy. Merci également à Sandra Carolus, qui nous a permis de photographier son ventre pour illustrer les massages.

Pas de livre sans corrections et mise en page. Merci à Günter Ickenstein, correcteur et à Sebastian Carl, graphiste, qui a travaillé avec sa mère, Annette Wagner, pour mettre Freddy en lumière avec une grande créativité. Vous êtes tous merveilleux. Je vous remercie et vous souhaite une excellente santé !

Bibliographie

BESSON Philippe-Gaston, *La crème Budwig : Le petit-déjeuner santé*, éditions Jouvence, 2010.

ENDERS Giulia, *Le charme discret de l'intestin : Tout sur un organe mal aimé*, Actes Sud, 2015.

GRIMM Hans-Ulrich, *Arômes dans notre assiette : La grande manipulation*, Terre Vivante, 2004.

GRIMM Hans-Ulrich, *Le mensonge alimentaire*, Guy Trédaniel éditeur, 2016.

KAPLAN Marion, *La Nouvelle crème Budwig*, La Plage, 2011.

PALLARDY Pierre, *Et si ça venait du ventre ?*, Pocket, 2003.

PALLARDY Pierre, *Vaincre fatigue, stress, déprime et protéger son cœur*, Robert Laffont, 2003.

PUKOWNIK Peter et WAWRA Johannes, *En bonne santé toute l'année avec sainte Hildegarde de Bingen : Almanach des saisons, recettes, coutumes, modes de vie, plantes médicinales, remèdes naturels*, Médicis, 2015.

PUKOWNIK Peter, *Le livre de santé de sainte Hildegarde de Bingen : Les meilleurs remèdes de la médecine d'Hildegarde*, Médicis, 2015.

STOSSIER Harald, *Vitalité globale. La thérapie du docteur Mayr*, Pietteur Marco 2005.

WILSON Sarah et GARSUAULT Nathalie, *C'est décidé, j'arrête le sucre !*, Larousse, 2015.

Crédits photo

Susanne Riedel : Page 18, 23, 24, 30, 33, 37, 40, 41, 42, 45, 46, 47, 48, 58, 61, 64, 70, 76, 77, 78, 79, 80, 85, 86, 95, 102, 108, 110, 115, 116, 117, 119, 120, 121, 123, 124, 130

Susanne Riedel | Sven Hannes : Page 44

Maria Köllner : Page 58, 64, 66, 67

Marleen Köller (Illustrations)

Irmgard Maria Gräf : 96, 97, 106

Fotolia : Page 27, 36, 50, 51, 52(2) 56, 57, 59, 61, 63, 65, 68, 69, 73, 83, 85, 88, 91, 92, 95, 94, 96, 97, 98, 104, 106, 112(2) 114, 127, 133, 134, 135, 136

Shutterstock.com : Page 46, 52, 56, 65, 68, 104, 129

Imprimé en Espagne

Achevé d'imprimer sur les presses de Espacegrafic
en août 2016.